UNE BOUTIQUE D'APOTHICAIRE

AU XVIe SIÈCLE

D'APRÈS

« L'ENCHIRID OU MANIPUL DES MIROPOLES » (1561)

De Michel DUSSEAU

ET AUTRES DOCUMENTS DE L'ÉPOQUE

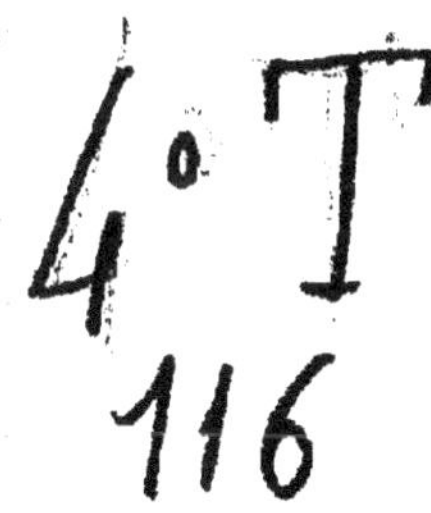

MARCEL MOLUÇON

DOCTEUR EN PHARMACIE

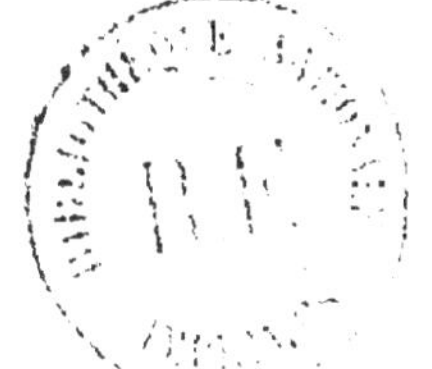

UNE BOUTIQUE D'APOTHICAIRE

AU XVIᵉ SIÈCLE

D'APRÈS

" L'ENCHIRID OU MANIPUL DES MIROPOLES " (1561)

De Michel DUSSEAU

ET AUTRES DOCUMENTS DE L'ÉPOQUE

PARIS (IXᵉ)

6, Passage Verdeau, 6

E.-H. GUITARD, ÉDITEUR

—

1927

A MA MÈRE

—

AUX MIENS

—

A MES COLLÈGUES ET AMIS

PRÉFACE

Evoquer la curieuse et rudimentaire installation des officines du XVIe siècle, faire revivre le cadre où nos confrères d'alors ont réalisé les innombrables et complexes préparations d'une pharmacopée dont l'empirisme nous fait aujourd'hui sourire, décrire le matériel au milieu duquel ils ont évolué, tel fut le projet que fit naître en nous la lecture du premier ouvrage pharmaceutique écrit en langue française, l'Enchirid ou Manipul des Miropoles (1561) *de Michel* DUSSEAU, *que sur le conseil de M. le D^r* DORVEAUX, *nous avions eu la curiosité de parcourir. Guidé par le maître qui fut pendant tant d'années l'âme de la Bibliothèque de la Faculté de Pharmacie de Paris, nous avons pu compléter les indications données par ce précieux ouvrage et essayer de reconstituer une apothicairerie du* XVIe *siècle; sous sa savante direction, nous avons pu mener à bien ce travail, et nous sommes heureux de pouvoir lui en exprimer ici notre respectueuse reconnaissance.*

M. le professeur VOLMAR *a bien voulu accepter la présidence de notre thèse. Au cours de nos recherches, nous* avons toujours trouvé auprès de lui un accueil bienveillant, des encouragements et des avis précieux. Nous le prions de bien vouloir trouver ici le témoignage de notre profonde gratitude et de notre respectueux dévouement.

Nous remercions bien vivement M. le professeur BRÆMER de s'être intéressé à notre effort. Notre thèse doit maintes améliorations à ses conseils et nous lui restons particulièrement obligé d'avoir pu publier, grâce à ses indications, l'intéressant inventaire de la pharmacie municipale de Kolberg.

Notre confrère, M. BOUVET, bien connu pour ses publications sur l'histoire de notre profession, ne nous a pas ménagé ses conseils, il a mis à notre disposition les nombreux documents recueillis par lui en vue d'un travail d'ensemble sur l'Histoire de la Pharmacie en France; nous lui en exprimons ici notre plus sincère reconnaissance.

La plupart des ouvrages consultés l'ont été à la Bibliothèque de la Faculté de Pharmacie; nous remercions M. le bibliothécaire en chef et tout son personnel, qui, en se mettant à notre disposition avec le plus vif empressement, ont grandement facilité notre tâche.

AVANT-PROPOS

Avant d'aborder notre sujet, arrêtons-nous quelques instants à Michel DUSSEAU et à son œuvre, à laquelle nous devons la plus grande partie des renseignements dont nous faisons état dans notre travail.

C'est Michel DUSSEAU, apothicaire parisien, qui écrivit le premier traité (¹) de pharmacie en langue française : « *L'Enchirid ou Manipul des Miropoles* », dont l'édition princeps (²) date de 1561.

Ce serait rendre un hommage mérité à sa mémoire que d'écrire sa biographie détaillée; mais bien peu de renseignements sur sa vie sont parvenus jusqu'à nous. Ce que l'on en sait tient en quelques lignes :

(1) Ernest CORDONNIER : *Le plus ancien traité de pharmacie rédigé en français.*

(2) Cette édition contient 194 pages plus 2 feuillets pour la table des sommaires et 3 feuillets pour la « table des choses plus exquises alléguées par l'autheur » dans l'ordre alphabétique. — Parmi les réimpressions, qui attestent le succès de « *l'Enchirid* », citons celles de Lyon. 1581, 1598, 1655 et celles de Genève, 1621, 1656, etc...

Dusseau vécut au XVIᵉ siècle, fut apothicaire à Paris et remplit, avant l'année 1561, les fonctions de garde juré de l'apothicairerie de Paris. C'est à ce titre qu'il fit présent à la Communauté « d'une image d'argent, relevée en bosse, représentant saint Nicolas, patron des apothicaires parisiens, pour servir sur la robe du clerc » (3).

Dans son œuvre, Dusseau prépare l'apothicaire à son rôle... « la congnoissance, préparation et commixtion des médicaments » (4). Il rapporte ailleurs d'après Saladin (5) « en son Compendium ou Sommaire, que l'Office d'un apothicaire est de triturer, laver, faire cuire, infuser, distiller et confectionner les médecines. Et finalement de les conserver en bonne forme et vertu, avec lesquelles manières d'ouvrer nous ajoustons ceste assez necessaire condition, qui est de les administrer convenablement ».

Pour instruire ses confrères, Dusseau divise son travail en trois parties (6).

La première (7) desquelles fera mention des choses necessaires à un chacun Apothicaire. La seconde (8) traittera

---

(3) Chéneau : *Recherches historiques et chronologiques sur l'état de la pharmacie en France avant 1789 (Journal de Pharmacie*, Paris, 1833, p. 179).

(4) *Enchirid*, p. 8.

(5) *Id.*, p. 77.

(6) *Id.*, p. 9.

(7) Il y étudie les racines, les bois et écorces, les feuilles, les fleurs, les fruits, les gommes, les sucs, les minéraux, les « parties et substances prinses des Bestes », donnant dans chaque cas la manière de récolter, de garder chaque drogue, etc...

(8) Dusseau y étudie les opérations pharmaceutiques (trituration, décoction, infusion, distillation) ainsi que les poids

de leur office ou exercice. Et la tierce [9] demonstrera la mode et maniere de confectionner, c'est assavoir, de reduire chacune composition en sa vraye forme et consistence. Avec plusieurs notables et additions, celon et ainsi que pourra estre patent et manifeste au Lecteur dudit present opuscule.

Dans ce travail, l'officine est désignée par le mot *boutique;* c'était en effet le terme classique à cette époque. BAUDERON écrit [10] : « Pourveu que l'Apoticaire ait en sa boutique le Vinaigre Scillitic, il suffit... ».

M. le docteur DORVEAUX tranche définitivement la question dans son travail sur *Les Pots de Pharmacie* [11] où il écrit : « *L'Inventaire de la pharmacie de l'Hôpital Saint-Nicolas de Metz,* du 27 juin 1509, que j'ai publié en 1894, porte le titre suivant : « *Inventoire de la bouticle de l'hospital* », où *bouticle* a le sens d'*apothicairerie.* De même dans les vieux traités de matière médicale (*Hystoire des plantes* de Léonard FOUSCH (sic) traduite en français par Eloy MAIGNAN, Paris 1549 : *Histoire des plantes,* par Rembert DODOENS, traduite en français, par CHARLES DE L'ESCLUSE, Anvers 1557, etc...) le mot *boutiques* est constamment employé pour officines d'apothicaires ».

Dans le même ordre d'idées, remarquons que, dans

et mesures, le miel, la conservation des drogues, la manière d'appliquer les médicaments externes, etc...

(9) Ce chapitre comporte principalement l'étude des médicaments composés (électuaires, pilules, trochisques, poudres, sirops, robs, conserves, loochs, huiles, etc...).

(10) *Pharmacopée*, éd. 1595, p. 160.

(11) 2ᵉ éd., p. 9.

L'Enchirid, comme dans les textes du XVIe siècle, que nous avons consultés, le pharmacien est toujours désigné sous le vocable *d'apothicaire* (¹²) qui s'écrivait indifféremment avec deux p ou un seul, ou encore *apothiquere*. Ce sont ces considérations qui nous ont fait adopter les appellations de *boutique* et *d'apothicaire* pour le titre de notre travail.

Dans la plupart des cas, nous avons pu compléter les documents tirés de *L'Enchirid* et les confirmer par de précieuses indications, tirées des auteurs du temps : A. PARÉ, JOUBERT, WECKER, BAUDERON, des publications de M. RAMBAUD, et des inventaires des pharmacies de cette époque, récemment mis au jour, par différents auteurs : Dr DORVEAUX, SARCOS, RIVIÈRE. Nous donnerons d'ailleurs toutes les indications bibliographiques et toutes les cotes justifiant nos citations.

Pour la clarté de l'exposition, nous avons divisé notre travail en cinq parties.

Dans un premier chapitre, nous avons étudié les *caractères généraux* de la boutique d'apothicaire au XVIe siècle. Nous nous sommes ensuite arrêtés à l'étude du *matériel de travail* sans omettre le matériel qu'utili-

---

(12) Nous sommes, sur ce sujet, d'accord avec les différents auteurs qui se sont intéressés à cette question. Entre autres : M. Em. MONAL. *Les Maîtres Apothicaires de Nancy au XVIIe siècle*, chap. I, p. 11. — M. P. BARTHÉLEMY. *Histoire des Apothicaires Marseillais du XIIIe siècle à la Révolution*, chap. VI, p. 78. — Yvonne MICHON. *La Pharmacie en Bas Poitou sous l'ancien Régime*, chap. VII, p. 55. — Par contre, déjà au XVIe siècle, le mot de *pharmacie* sert à désigner la profession des Apothicaires. — Dès le XVIIe siècle, apparaît le mot *pharmacien* ou *farmacien*.

sait l'apothicaire pour la *conservation des drogues*. Puis, nous avons examiné, à la lumière de quelques inventaires de l'époque, la *nature des marchandises* vendues par nos confrères au XVIᵉ siècle. Nous avons terminé par une étude de la *bibliothèque* où le pharmacien du XVIᵉ siècle puisait les renseignements nécessaires à l'exercice de son art.

I

La Boutique de l'Apothicaire

Généralités.

Nous ne possédons, pour le XVIe siècle, aucun document comparable à la fameuse description de l'apothicairerie idéale donnée au début du XVIIe siècle, par Jean de RENOU, dans sa pharmacopée. Il nous faut donc glaner un peu partout les documents qui vont permettre au lecteur de se représenter la vue d'ensemble d'une boutique d'apothicaire au XVIe siècle.

I° — L'EMPLACEMENT

C'est dans une traduction française des œuvres de WECKER (¹) *Le Grand Dispensaire Ou Thresor General Et Particulier, Des Preservatifs, Ramassé Et Dressé par Jan Jacques* WECKER *D. M. Et Depuis Descouvert Aux François....* par Jan du VAL, D. M. d'Yssoudun. A

(1) Bibliothèque de la Faculté de Pharmacie, n° 23923.

Genève, M D C IX. — traduction faite notamment
d'après l'édition latine de 1595 (²), que nous avons trouvé
des indications précieuses sur l'emplacement que doit
rechercher l'apothicaire pour installer sa boutique (³).
« Sa boutique soit en lieu sain, qui ne soit exposée au
vent, au soleil, ny à la fumée et que nulle mauvaise odeur
ne puisse infecter, afin qu'elle soit propre à placer et conserver diverses choses : car il y a certains médicaments
qu'il faut preparer et conserver en lieux soubterrains, et
d'autres en des lieux plus aérés et eslevés. »

II. — LA DEVANTURE.

L'aspect extérieur de la boutique est à cette époque
tout à fait caractéristique : tous les documents que nous
avons pu trouver nous permettent d'affirmer que la boutique de l'apothicaire est largement ouverte sur la rue :
la première preuve que nous en donnerons est tirée de
l'examen de la reproduction que nous donnons ci-dessous, de la boutique d'un apothicaire au milieu du
XVI⁰ siècle, d'après une gravure de Jost AMMAN, extraite
de *Hans Sachs* (⁴).

Le seconde se trouve dans *L'Enrichid* (⁵). Voici le texte
de DUSSEAU :

(2) Bibliothèque de la Faculté de Pharmacie, n° 22768.
(3) Page 154.
(4) *Eygentliche Beschriebung aller stände auf Erde...* Franc-
fort, 1568, illustré par Jost AMMAN.
(5) Page 128.

Le septieme, et dernier article escrit de Saladin, touchant l'office d'un Apothicaire, est de bien et soigneusement garder ses compositions, apres les avoir preparees et confectionnees, selon ce qu'avons dit cy-dessus : dont pour ce faire dit iceluy, qu'un chacun Apothicaire se doit eslire un lieu commode et propice, assavoir, qui soit situé en bel

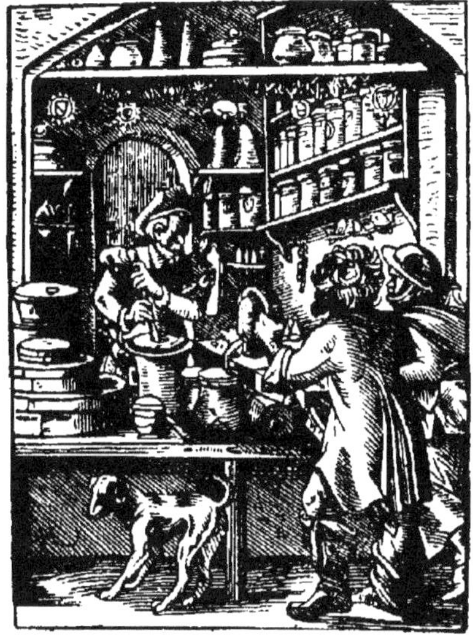

La boutique d'un apothicaire au milieu du seizième siècle.

Gravure de Jost Amman, extraite de *Hanns Sahs*. — Eygentliche Beschriebung aller Stände auf Erde, Francfort-sur-le-Mein, 1568 (Emile Rivière, *Les Apothicaires parisiens au XVI° siècle*), p. 4.

air, arriere du Soleil meridional, non sujet à vent, pluye, poussiere, ne fumée : cougnu comme avons dit, parlant de dispensation, que toutes telles choses alterent, ou corrompent..., toutes manieres de medicaments. Parquoy n'estoit, que ledit estat est suget à marchandise et detail, à cause de l'espicerie, ce seroit une chose bien faite et ordonnée, *si les officines ou boutiques desdits Apothicaires étaient clauses ainsi que celles des Barbiers et Orbatteurs.*

La troisième se trouve dans le *Nicolas Houel,* de notre confrère LÉPINOIS ([6]) : cet auteur reproduit en effet partiellement la « *Procession de Louise de Lorraine* », recueil de onze dessins inspirés par HOUEL et en particulier « *l'apothicairerie de la maison de la Charité Chrétienne* »... « grand bâtiment *dont la façade ouverte...* laisse apercevoir l'intérieur d'une apothicairerie fort bien garnie, dans laquelle de nombreux personnages s'empressent autour des alambics, des balances, des mortiers, des bocaux et vaquent à toutes les besognes de leur profession. L'officine est somptueuse : elle avait été imaginée sans doute par HOUEL, car il ne réalisa jamais autant de luxe dans sa fondation. »

La boutique est fermée, la nuit, par deux vantaux : le premier se rabat horizontalement. Il forme une sorte de table faisant largement saillie dans la rue et sur laquelle l'apothicaire expose certaines drogues, comme on le voit dans la gravure reproduite plus haut : le deuxième, une fois relevé, forme auvent et protège des intempéries la marchandise et les acheteurs.

Les carreaux de verre étaient connus à cette époque, mais nous n'avons trouvé aucune gravure ni aucun texte nous autorisant à affirmer qu'au XVIe siècle, des boutiques d'apothicaires aient pu posséder une devanture vitrée.

<hr>

(6) E. LÉPINOIS et N. HOUEL. Dijon, 1911, p. 31.

III. — L'ENSEIGNE.

Le numérotage des maisons n'existant pas, l'enseigne bien apparente et bien caractéristique permettait de retrouver les officines, comme d'ailleurs les autres maisons de commerce.

Pour les boutiques d'apothicaires, les enseignes reproduisaient (7) :

1° Des animaux réels ou imaginaires : phénix, salamandre, lion, vipère, cygogne, etc. C'est ainsi que dans son célèbre livre des *Caprices* (8) FIORAVANTI, indiquant dans quelles boutiques on peut, à Venise, se procurer ses préparations : Electuaire d'Angélique, Ceroine magistral, pilules d'Aquilos etc..., etc..., dit qu'on les trouvera... « en deux boutiques d'apothicaires, l'une desquelles est la noble et ancienne boutique de *l'ours* en la place de Saincte Marie la belle, l'autre est en la boutique du *Foenix* en la place Saint Luc... »

2° Des fruits employés en pharmacie : le citron (boutique de Fontenay en 1509), la grenade (pharmacie de Poitiers, rue Notre Dame la Petite au XVI° siècle, etc.)

3° Des ustensiles employés par les apothicaires : mortier, pilon, etc., par exemple le mortier d'or, à Poi-

---

(7) Voir RAMBAUD. *La pharmacie en Poitou*, p. 329.

(8) Bibliothèque de la Faculté de Pharmacie, n° 19761, p. 3, trad. Claude ROCARD, 1586.

tiers, rue de l'Aiguillerie (1590-1621) et à Paris, rue
Saint Jacques (1522) (⁹) ;

4° Des objets divers : N. HOUEL (¹⁰), par exemple,
exerçait sa profession rue de la Vieille Tixeranderie ou
Tisserandie, près le carrefour Guillaury, à l'enseigne de
l'Escu de France.

Gilles BLONDEAU (¹¹), apothicaire et épicier, décédé à
Paris, en 1544, demeurait près la Croix-Hémon, à l'enseigne du *Faucheur*.

Thomas de BRESME, apothicaire et épicier, demeurait
en 1527, rue Saint Jacques, à l'enseigne de *la Couronne*.

Nicolas du GUÉ, apothicaire et épicier, demeurait
grand'rue Saint Jacques, maison à l'enseigne du *Cha-
peau Rouge* (1541).

Gervais HONORÉ, apothicaire et épicier, est mort le
21 juin 1530, place Baudoyer, en sa maison, à l'enseigne
du *Pilier Noir*.

Thomas PORTE, compagnon apothicaire, demeurait en
1542-1544 grand'rue Saint Denis, en la maison de Guillaume Robineau, à l'enseigne de *la Croix Blanche*.

Nicolas PALORY, apothicaire et épicier, en 1544 et 1545,
grand'rue Saint Jacques, enseigne *du Heaume*.

Raoul SANDRAS, apothicaire et épicier, rue Saint-Ho-
noré, maison à l'enseigne de *l'ymaige sainct-Jacques*,
en 1542.

(9) *Boutique de Robert Caillier* (RIVIÈRE : *loc. cit.*, p. 38).
(10) LÉPINOIS.
(11) *Loc. cit.* (RIVIÈRE, pp. 38 et 39).

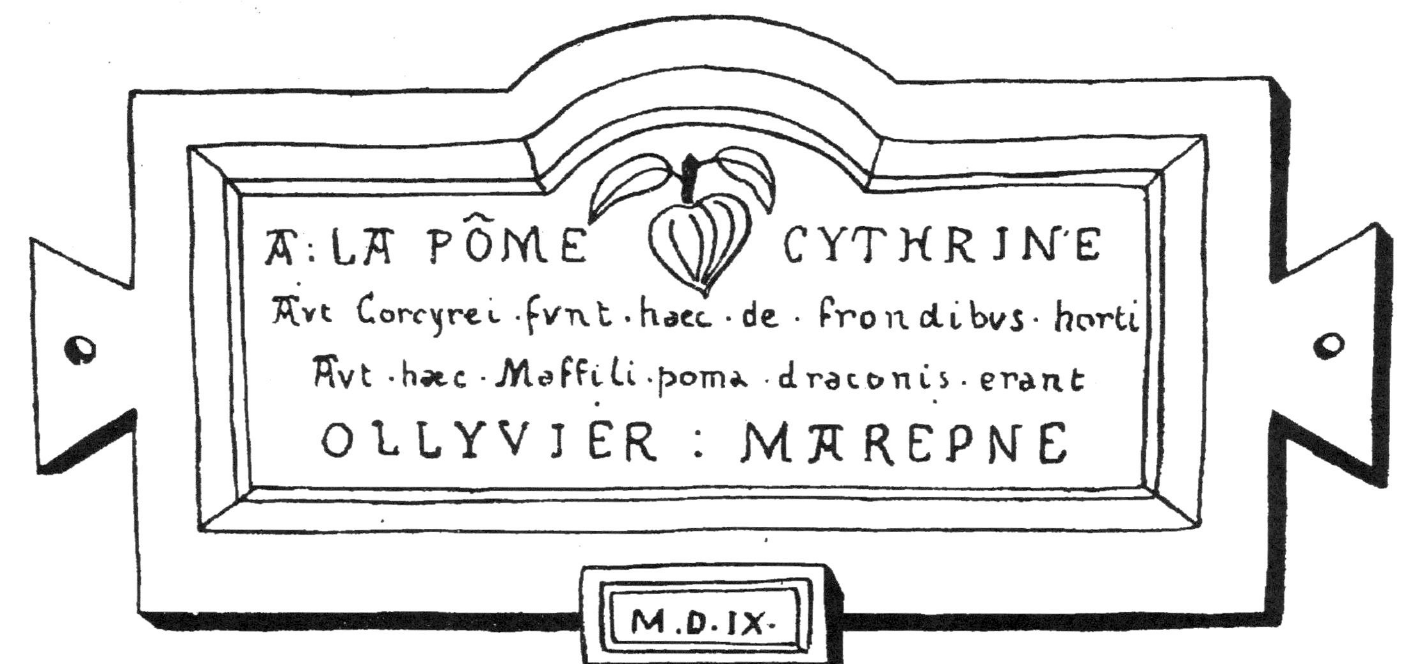

ENSEIGNE D'UN APOTHICAIRE DU COMMENCEMENT DU XVIᵉ SIÈCLE (1509).

Extrait du manuscrit de Fresneau, ex-juge de paix de Maillezais. Papiers de la famille Poey-d'Avant.
(Thèse de Mlle Y. MICHON : *La pharmacie en Bas-Poitou sous l'Ancien Régime*, 1925).

La boutique de FONTENAY, dont nous reproduisons l'enseigne, appartenait à Ollivier MAREPNE ([12]). Elle représentait un citron et avait pour titre « *A la Pôme Cythrine* ». Elle portait aussi une inscription, tirée des épigrammes de Martial : « *Aut corcyrei sunt hæc de frondibus horti* » « *Aut hæc Massili poma draconis erant* » ([13]).

IV° — Le Mobilier.

C'est encore dans WECKER ([14]) que nous trouvons des renseignements précis sur le mobilier de l'officine, plus spécialement sur les tables. Cet auteur écrit :

Le Pharmacien qui ne veut manquer de rien qui luy soit necessaire, doit aussi mettre peine d'avoir, outre tout ce que dessus, des tables de plusieurs sortes, soit de bois, de marbre ou de pierre, entre autres il luy en faut une de bois pour passer ou cribler dessus les matieres qui en ont besoin, et une autre pour disposer les ingrediens des Antidotes, laquelle doit avoir des bords tout à l'entour, et un couvercle, afin de couvrir le tout s'il advient que le pharmacien soit côtraint d'aller en quelq. part... : il faut avoir deux ou trois tables de pierre dont l'une soit de marbre qui sert avec son porphyre à broyer les pierres precieuses : l'autre pour faire les penides, et l'autre pour les Emplas-

(12) M⁰ Yvonne MICHON, thèse de doctorat : *La Pharmacie en Bas-Poitou sous l'ancien Régime*, publiée en 1925 (Paris-Toulouse. E.-H. Guitard).

(13) MARTIAL. Livre XIII, Epigramme XXXVII, ayant pour titre « *Mala citrea* » : « Les citrons viennent des jardins de Corcyre (Corfoue) ou de ceux que gardait le dragon Massylien (les jardins des Hespérides). »

(14) *Loc. cit.*, p. 246.

tres et cerats. Il faut aussi qu'il y ait dans la boutique deux grandes tables, dont l'une ne serve à autre chose qu'à peser, et dispenser les compositions afin qu'on ne confonde ou brouille point ce qu'on aura arrangé ou disposé dessus : et l'autre pour mettre tout ce qu'on voudra ayât un ratelier au dessus pour y pendre les balances, les ciseaux, tant les grands pour coupper les herbes, que les petits pour coupper le fil, et autres choses semblables.

L'auteur recommande d'adapter à ce comptoir plusieurs tiroirs (layettes) pour mettre les poids, l'argent, etc... Pour l'argent, il y aura « un pertuis ou fente pour faire passer l'argent qu'on reçoit, dans lesdictes liettes ».

Enfin, il conseille au pharmacien d'avoir « un livre où il enregistre tout ce qu'il vendra et recevra, afin qu'au bout de la semaine, ou du mois, il puisse conferer ce qu'il a receu, avec ses memoires ».

Comme nous le verrons plus loin il y avait un grand, un petit comptoir et deux bancs dans l'officine de N. HOUEL : il y a des comptoirs et des armoires dans la boutique de Laurent SIMON ([15]) et deux comptoirs, l'un à deux serrures, l'autre à trois serrures, dans l'officine de LAPESSE ([16]).

Le cliché reproduit précédemment et le dessin de l'apothicairerie, d'après N. HOUEL, dont nous avons parlé ci-dessus, nous montrent qu'il y avait des rayons dans les officines de cette époque. Nous en trouvons une nouvelle preuve dans la description classique de l'ape

(15) RIVIÈRE : *Loc. cit.*, p. 7.
(16) SARCOS : *Loc. cit.*, p. 62.

thicairerie, faite par Shakespare ([17]), dans *Roméo et Juliette*, pièce écrite vers 1593. Roméo dit en effet :

« Je me rappelle un apothicaire — il habite près d'ici — que j'ai remarqué dernièrement, cueillant des simples, les vêtements déchirés et la mine sombre. Il avait l'allure famélique, l'âpre misère l'avait rongé jusqu'aux os. Au plafond de sa pauvre boutique pendaient une tortue, un alligator empaillé et des peaux de poissons difformes : sur les rayons étaient quelques misérables boîtes vides, des pots de terre verdâtres, des vessies, des graines moisies, des restes de ficelle, de vieux gâteaux de rose, clairsemés çà et là pour faire montre. »

Il ne faut pas être surpris par la description des animaux qui encombrent l'officine : Une gravure ([18]) de Besler, représentant une apothicairerie, nous montre la grande diversité d'animaux empaillés que l'on trouvait accrochés un peu partout dans certaines officines de ce temps: serpents de toutes tailles, tortues, crocodiles, lézards, poissons, etc... et l'on constate une fois de plus que l'opothérapie est une des plus vieilles médications...

Peters, dans son traité *Aus Pharmazeutichen Vorzeit in Bild und Wort* ([19]), donne d'ailleurs aussi des gravures représentant des boutiques d'apothicaires au XVIe siècle et généralement, on y remarque des ani-

(17) *Editions choisies Larousse*, t. I, p. 97.
(18) Reproduite dans la *Chronique Médicale*, 1er nov. 1913, et dans la *Pratique Thérapeutique*, août 1912.
(19) Bibliothèque de la Faculté de Pharmacie, n° 36464, p. 51.

maux empaillés en abondance : le plus souvent, un cro-
codile est attaché au plafond.

Des paquets de plantes sèches pendaient ordinairement
au plafond. MATTHIOLE ([20]), vers 1565, recommande
après avoir fait sécher les plantes au sec de... « les mettre par apres en malettes de cuir, ou en coffres de bois,
les tenant bien serrées, de peur qu'elles ne s'esventent »
et il ajoute... « En quoy se monstre bien l'erreur de la
pluspart des Apothicaires, qui pendent aux planchers
de leurs boutiques les herbes qu'ils ont faict secher. Car
en peu de temps elles perdent leurs forces et vertu, à
cause de l'air et des vents qui les aneantissent et
succent... »

La dureté des temps actuels permet difficilement à nos
confrères de constituer des galeries de tableaux et nous
trouvons rarement des œuvres de maîtres dans leur officine. Nos ancêtres du XVIe siècle étaient plus favorisés.
C'est ainsi que dans l'inventaire de Robert CAILLIER ([21]),
fait les 5 et 6 mai 1522, il est dit nettement que l'un des
tableaux estimés se trouve dans l'officine même de l'apothicaire. « En lad. bouthicque feust trouvé ung tableau
de Nostre Dame, sur bois, enchassé en voirre (verre) ».

Mais Robert CAILLIER possédait d'autres tableaux et
tapisseries :

Une Nostre Dame enchassée en boys, painct sur toille, à
une ymaige Nostre Dame de Lorette. III s. p. (sols parisis).

(20) D'après *Commentaires de Matthiole sur Dioscoride*, trad.
du Pinet, 1627, Préface (Coll. M. Bouvet).
(21) RIVIÈRE : *Loc. cit.*, p. 8.

Deux tappitz, pain: sur toille, une **Nostre Dame de pi-**tié. VIII s. p.

Deux tableaux, mys sur boys, painct sur toille, l'ung Ecce Homo, l'aultre sainct Jehan. XVI s. p.

Ung aultre petit tableau de Nostre Seigneur, painct sur toille, avec ung chappeau noir à court poil. III s. p.

Ung tappitz, painct sur toille, une Anunciation, sainct Jehan, sainct Laurens. IIII s. p.

Unes Heures en parchemin, à l'usaige de Paris, enlumy-neez et histoireez, relieez entre deux aes de boys, couvertes de veloux noir, guernyes de deux fermouers à charnieres d'argent. IIII l. p. (livres parisis).

Unes petites Heures, en parchemin, histoireetz et enlu-myneez, couvertes de cuyr. VIII s. p. — Ung tableau, painct sur toille, enchasillé en boys doré, en une Nativité Nostre Seigneur. VI s. p. — Deux pieces de tappisserie... XVI s. p. — Deux tableaulx, l'ung enchassé en boys, à une Nostre-Dame, et l'austre à une Nostre Dame de pitié, guerny d'ung veoirre. III s. p. (22).

Tout ce mobilier un peu disparate est éclairé, le soir venu, au moyen de chandelles : LAPESSE (23) possède deux chandeliers pour la boutique, Laurent SIMON (24) « une table à bougie ».

V. — LES DÉPENDANCES.

Nous avons trouvé peu de renseignements sur les dépendances de la boutique et sur les locaux personnels de l'apothicaire.

(22) Gervais HONORÉ (RIVIÈRE : *Loc. cit.*, p. 15) et N. HOUEL (LÉPINOIS : *Loc. cit.*, p. 107) possèdent aussi des objets d'art de grand prix.

(23) SARCOS : *Loc. cit.*, p. 58.

(24) RIVIÈRE . *Loc. cit.*, p. 7.

Cependant, nous empruntons au travail de M. Lépinois (25) une description fort intéressante de l'ensemble de l'immeuble occupé par N. Houel: « un inventaire dressé le 2 juin 1557, après le décès de sa première femme, nous renseigne amplement sur la disposition intérieure de cette maison et sur les objets qu'elle renfermait. L'immeuble comprenait une cave, une boutique contenant des meubles professionnels, un grand et un petit comptoir, ainsi que deux bancs. Derrière l'officine, une « salette » qui devait être utilisée surtout comme salle à manger : les objets signalés étant des sièges « à seoir à tables » : on y remarque aussi, pour coucher, sans doute l'apprenti « une façon de lit de camp et une paillasse ».

Le reste des locaux occupés par N. Houel comporte les pièces réservées pour sa vie familiale. Cependant une pièce au troisième étage sur rue renferme les livres de l'apothicaire, au nombre de 129.

M. Rambaud (26) nous apprend que dans le centre de la France, les apothicaires étaient en général mal logés au XVIe siècle : ainsi en 1548, Nicolle Etienne loue à Poitiers, moyennant 10 livres, pour y exercer la pharmacie, une maison avec boutique et une seule chambre au-dessus. En 1598, par contre, l'apothicaire David Lussauld occupe une boutique, une arrière-boutique, une cuisine, deux caves, une chambre sur la boutique, trois greniers.

(25) *Loc. cit.,* p. 12.
(26) *La Pharmacie en Poitou,* p. 324.

VI. — LE JARDIN DES SIMPLES.

Les apothicaires d'alors récoltaient eux-mêmes certaines plantes nécessaires pour l'exercice de leur art, soit dans la campagne voisine, soit dans un jardin qu'ils cultivaient spécialement en vue de cette récolte.

Lisset BENANCIO ([27]) écrit en effet en parlant des apothicaires... « Je ne veulx pas inferer qu'ils ne doilvent estre salairiez de la peine qu'ils prennent à chercher les herbes et à arracher les racines... »

WECKER ([28]) nous donne des renseignements sur le jardin des simples de l'apothicaire... « Un jardin lui est aussi necessaire, afin qu'il y puisse trouver des herbes recentes desquelles on a ordinairement affaire des sucs, et y eslever encore plusieurs plantes rares et estrangeres · et y choisir un endroict exposé au soleil, pour y seicher, blanchir et preparer tout ce que les medecins ordonnent d'estre appresté au soleil. »

Effectivement, notre confrère RAMBAUD ([29]) a montré qu'au XVI⁰ siècle, les apothicaires de Poitiers avaient leur jardin ou en louaient pour y récolter et sécher les plantes médicinales. Aussi Mathurin DUTERTRE loue un jardin en 1568 et un autre en 1596.

(27) *Loc. cit.*, p. 298.
(28) *Loc. cit.*, p. 154.
(29) *Loc. cit.*, p. 328.

II

Le matériel de travail

Au début du chapitre de *L'Enchirid* ([1]), ayant pour titre : « Ensuit aucun petit appendice faisant mention des vaisseaux, pour addition de la dite tierce partie », Michel DUSSEAU explique pourquoi le matériel est nécessaire à l'apothicaire pour l'exercice de son art :

Combien que les hommes soient pourveus de sens et membres pour eux servir, ce neantmoins la chose est telle que ne peuvent accomplir leurs desirs et necessitez, sans quelques adminicules, ou instruments. Par quoy, tout ainsi que les Apothicaires exercent plusieurs et diverses manieres de compositions et ouvrages : pareillement leur est besoing avoir et estre munis de plusieurs et divers instruments, et vaisseaux, pour accomplissement de leurs manufactures. Et par ainsi en traiterons d'aucuns suivant leur dit office.

Cependant, dit M. RAMBAUD ([2]), « . le matériel des anciennes pharmacies est peu compliqué. Les pots, flacons, boîtes, mortiers et ustensiles divers n'ont point

(1) Page 187.
(2) *Loc. cit.*, p. 364.

beaucoup de valeur. Ces derniers restent toujours les
mêmes, c'est-à-dire fort primitifs pendant bien des siècles. L'adresse du manipulateur doit suppléer à l'insuffi-
sance de l'outillage. C'est pour l'acquérir que les apothicaires font de longs stages, et prennent l'habitude
d'exécuter les manipulations les plus difficiles. »

I. — MORTIERS, MAILLETS ET PILONS.

DUSSEAU recommande d'abord à l'apothicaire ([3])
d'avoir un maillet de fer ou de bois pour séparer les écorces des racines. Il écrit :

Et quant à la maniere d'extraire ou separer les escorces
des racines, lesquelles ont aucune tige dure et ligneuse, que
plusieurs appellent le cœur, dit pareillement ALBUCASIS
qu'on les doit concasser doucement avec un petit maillet
de fer ou de bois, lors que sont encores recentes...

Au sujet des mortiers et pilons, il écrit ([4]) :

Des Mortiers ou Pilons.
Il convient avoir des mortiers de plusieurs grandeurs
selon la quantité et substance des choses triturables, dont
la matiere doit estre, aucuns de Metal, les autres de Plomb,
et les autres de Pierre dure. Et pareillement des pilons de
mesmes, assavoir, de fer pour les choses dures, et de bois
pour les tendres, lesquels soient entretenus nettement.
Item pour la trituration des Perles et Pierreries, est bon
avoir tables ou carreaux de Marbre, Cliquart, Porceliane,

(3) *Id.*, p. 18.
(4) *Loc. cit.*, p. 188.

Escaille de mer et autres semblables, avec leur mouloër de mesme matiere, ainsi que les peintres pour broyer leurs couleurs.

L'auteur donne d'ailleurs, dans un autre chapitre (⁵), des renseignements complémentaires sur le matériel nécessaire pour broyer les pierreries d'après le *Lumen apothecariorum* dont nous parlerons plus loin :

Pour broyer les pierreries bien et à droit, on doit ce faire sus une pierre molaire, ainsi que les peintres font leurs couleurs, comme une table de silice de Jaspe, Pourcelaine, ou autre pierre dure, avec le piston, ou broyër de mesme, en imbibant quelquefois lesdites pierres d'un peu d'eaue, que ne s'en volent, ou se perdent en l'air.

Pour la préparation des conserves de fleurs, DUSSEAU recommande de les piler (⁶) :

En un mortier avec un pilon de bois assez dur et solide, comme Boix (Buis), Nefflier, Bresil ou autre, tant que lesdites matieres soient parfaitement subtiliées et réduites en forme de paste...

On trouve un mortier de marbre dans l'inventaire de LAPESSE (⁷) et des mortiers de marbre et de pierre dans l'inventaire de Laurent SIMON (⁸) et « troys petits mortiers, fonte de Lyon », dans l'inventaire de G. COCHEU (⁹).

(5) Page 78.
(6) Page 159. Voir aussi sur les mortiers. WECKER : *Loc. cit.*, p. 244.
(7) SARCOS : *Loc. cit.*, p. 60.
(8) RIVIÈRE : *Loc. cit.*, p. 7.
(9) *Id.*, p. 12.

II. — BISTORTIERS ET ROULEAUX.

Il nous suffira, pour ce matériel, de reproduire le chapitre de DUSSEAU [10] :

Des Bistortiers et Rouloërs.

Nous appelons un Bistortier, un pilon de bois à longue queuë, dont on se sert pour broyer et remuer (que *Luminare majus* appelle stangeriser) les compositions: et proprement qui sont de Succre comme Electuaires par Lozenges, Succre Rosat, et Opiates, lequel pilon est ainsi denommé, pour ce qu'on en remue à deux mains, comme en bistortiant de costé et d'autre emmy le vaisseau, tant susdite Electuaires, que Emplastres et Onguents, qu'on veut broyer et incorporer.

Les Rouloërs ne sont si longs, mais sont tous unis en rondeur et grosseur, ainsi appelez pour ce qu'on enroule et applanit les Electuaires, qu'on veut tailler par Lozenges. Et pareillement les emplastres, qu'on veut estendre sur cuir, ou toile, à fin que soient plus unies : et d'iceux, tant Bistortiers que Rouloërs, on en peult faire et avoir de plusieurs grandeurs, et de toutes manieres de bois, durs et fermes.

Nous relevons « troys bistortiers » dans l'inventaire de Laurent SIMON [11].

(10) *Loc. cit.,* p. 190.
(11) RIVIÈRE : *Loc. cit.,* p. 3.

III. — CRIBLES ET TAMIS.

M. DUSSEAU ([12]) définit en ces termes le rôle des cribles et tamis :

Des Cribles et Tamys.

Nous avons dit, chapitre de Cribellation, qu'aucunes poudres requierent estre subtilement criblees, et les autres grossement. Parquoy convient avoir sats ou sassets de grosse, ou moyenne et de subtile toile : mesmes aussi faut que soient de plusieurs grandeurs, selon la quantité des poudres et especes : dont la matiere doit estre de poil de cheval pour les choses fortes, ou bien de toile de lin, et soye pour les debiles.

Item, il en y a de couverts pour les choses aromatiques, et de facile resolution : et d'autres sans couvrir, tant pour passer poudres que pulpes et choses humides.

Dans un autre chapitre, l'auteur indique d'employer les cribles pour sécher les racines par mauvais temps ([13]) :

Que si d'aventure le temps estoit trouble et nebuleux, ledit ALBUCASIS conseille les entendre dedans un crible, à la vapeur et chaleur d'un feu de charbon, ou d'un feu clair sans fumée.

Nous citerons, pour terminer, WECKER ([14]), qui indique comme indispensables les cribles de taffetas, de crins de cheval, de parchemin (percés de trous) d'écorces de

(12) *Loc. cit.*, p. 188.
(13) Page 15.
(14) *Loc. cit.*, pp. 194 et 245.

tilleul (til), « bien unies et entrelacéez en façon de treillis fort serrez », etc...

Il y a huit tamis « pour pouldres » dans la boutique de LAPESSE ([15]).

IV. — POELES ET CHAUDERONS.

DUSSEAU considère ce matériel comme indispensable dans l'officine ; il écrit ([16] :

Des Poelles et Chauderons.

Après trituration, la chose plus nécessaire est coction pour laquelle exercer, convient avoir poelles et chauderons de plusieurs formes et grandeurs, selon la quantité des matières, comme dit est, dont la matiere doit estre d'Etain, de Cuivre, ou de Terre plombée. Et d'avantage, aucuns doivent estre ronds par le fond, et proprement pour les decoctions, Sirops, Opiates et autres compositions humides, tant à celle fin que les matieres ne brulent si facilement, qu'aussi pour mieux incorporer icelles. Et les autres doivent estre larges, ou plats par bas, comme pour faire confitures, tant seiches que liquides, à ce que le tout soit plus tost consommé et deseiché des humiditez.

V. — DES CHAUSSES.

Dès cette époque, les chausses étaient très employées pour la préparation des liquides. DUSSEAU ([17]) nous renseigne amplement à ce sujet :

(15) SARCOS : *Loc. cit.*, p. 60.
(16) *Loc. cit.*, p. 188.
(17) *Loc. cit.*, p. 189.

Des Chausses et Coulatoires.

Pour couler et clarifier les Aposimes, Ypocras, et autres liqueurs, on ha inventé des coulatoires, lesquels pour leurs similitudes, on appelle Chausses ou Manches; par ce que sont en longueur, toutefois que sont en pointe par bas, à celle fin de recevoir la coulature plus facilement. Dont dit SALADIN, que pour bien faire en faut avoir trois, de trois grandeurs et largeurs : lesquels estant pendus, l'un dedans l'autre, à peu près puissent recevoir des liqueurs, l'un de l'autre : tellement que le dernier soit plus petit, et le premier plus grand et l'autre moyen : et par ainsi la liqueur en est plus claire et limpide. Toutefois, nous nous contentons aujourd'hui d'un seul coulatoire, ayant debattu la decoction, ou liqueur avec un, ou plusieurs blancs d'œufs comme avons dit au chapitre des Sirops.

Item, et au lieu dudit coulatoire pointu, on use aucune fois d'une piece de drap, taillee en quarré, laquelle pour ce que communément est de drap blanc, on appelle un Blanchet; et proprement pour couler Juleps, ou Aposimes en petite quantité, comme pour trois ou quatre prinses, lequel blanchet on attache à un chassis de bois de mesme quarrure à quatres pointes de cloux, estans aux quatres coings lequel on nomme un Archet.

Item, il est encore d'autres coulatoires plus gros, dont on use à faire expressions de grosses matieres : parquoy sont faits de cordes, ou gros fil fort, avec lesquels on exprime Huiles, Onguents, et autres choses nécessaires, et en grande quantité. Car pour les petites matieres, suffit un coulatoire de linge, ou estamine, comme pour exprimer Reubarbe, ou Agaric, etc.

Dans l'inventaire de Laurent SIMON ([18]), nous relevons « troys chausses à ypocras », « une chausse à faire eau de vye de cuyvre » et « une chausse à clistaire ».

(18) RIVIÈRE : *Loc. cit.*, p. 3.

VI. — Des appareils a distiller.

Quand on parcourt les traités de pharmacie du XVIe siècle, on est frappé de l'importance qu'avait alors dans notre profession l'opération de la distillation.

Nous donnons, ci-dessous, l'avis de Dusseau au sujet des alambics (19) :

Des Alembics.

Jà soit que Galien reprouve les eaues qui passent par tuyaux, ou tubules de plomb, si est ce que de coustume ancienne, on n'a sceu trouver gueres meilleure matiere, pour distiler les herbes, que les Alembics de plomb, tant pour l'obedience dudit plomb, que pour le bon prix qu'on en ha. Il est bien vray que le verre, ou argent seroient trop plus que non pas les vaisseaux, Courges, ou Alembics de Cuivre, ou Etain : mais quoy, le coust en emporte le goust : et par ainsi un chacun s'aide comme il peult. Or donc soit que lesdits Alembics soient de Verre, Plomb, ou Terre cuite: il est bon que pour les matieres terrestres leurs vaisseaux soient plats, en façon de bassin. Et pour les liquides sont mieux d'estre ronds, pour les causes dites és poelles.

Item, pour distiler eaues, ledit Alembic doit avoir une chappe, ou couverque à bec de grue, ou bien à long bec, ou tuyau reployé et retors ainsi qu'une Couleuvre pour laquelle cause on l'appelle Serpentine, et proprement pour faire eaue de vie. Et pour distiler huiles, doit estre en façon de cornemuse, comme avons dit, chapitre des Huiles. Les receptacles sont voulontiers ampoulles à long tuyau, que pour ce on appele Mathelas, ou bien Phioles et Vaisseaux d'orifice estroit tant de verre que de terre.

(19) *Loc. cit.*, p. 189.

D'autre part, A. Paré [20] nous donne la liste du matériel nécessaire au XVIe siècle pour faire les distillations :

Les vaisseaux servans aux distillations sont :

    Alembic,
    Refrigeratoires,
    Sublimatoires,
    Reverberatoires,
    Descensoires,
    Calcinatoires,
    Pellicans,
    Gemini ou circulatoires,
    Fours secrets des Philosophes,
    Œufs des Philosophes,
    Cornue,
    Cuenne,
    Recipiens,
    Aludel,
    Materas,
    Vaisseau de rencontre,
    Terrines à filtrer,
    Marbres pour distiller en lieu humide,
    Fourneaux avecques creusets pour faire reduction
        des metaux calcinés.

La distillation, dit Dusseau [21], est devenue du ressort des Apothicaires instruits :

Depuis que les Medecins ont desisté d'exercer l'artifice et manufacture de medecine, telle operation ha esté delaissée aux Apothicaires savants.

Effectivement, on trouve chez Lapesse [22] un alambic

(20) *Loc. cit.*, t. III, p. 638.
(21) *Loc. cit.*, pp. 99 et 100.
(22) *Loc. cit.*, p. 60.

de plomb, deux alambics de verre et un fourneau avec trépied.

Mais il existe une autre manière de purifier certains liquides, qu'on appelle, au XVIᵉ siècle, la distillation par le feutre. DUSSEAU en parle à plusieurs reprises dans *L'Enchirid.* Il écrit d'abord [23] :

Item, on distille *per filtrum* (c'est a dire, par une piece de drap en forme d'une langue) pour extraire la plus pure, et sincere partie de quelques eaues, ou jus liquides, et les separer de leur fece ou limonnosité.

Plus loin, DUSSEAU expose la « manière de distiller par le feultre » [24] :

Nous avons dit par cy devant les causes de distiler par le feultre, qui sont pour separer les feces des liqueurs, d'avec le pur, à fin d'estre plus subtiles. Et par ainsi, telle maniere breve peult suppléer la distilation circulaire, fort longue, et trop penible. Pour laquelle maniere de faire exercer, nous produirons l'eaue composée pour goutte rose qu'on appelle Laict virginal : lequel est composé de Litarge, infusée en vinaigre blanc c'est à dire, distilé : et de sel dissoult en eaue commune, ou bien en eaue de Plantain, Morelle, ou autre à ce propre. Et devez savoir qu'on les extrait chacune à part, à celle fin de les portionner à plaisir et voulonté, en temps d'usage. Et par ainsi, pour en extraire le plus subtil (estant lesdites matieres en un bassin, ou escuelle creuse) on prend une longue piece de drap, ou de feultre, laquelle est large d'un bout et pointue de l'autre, puis on la met, assavoir, le costé large, dans la liqueur, l'autre bout pendant en dehors, apres avoir esté la-

(23) *Loc. cit.,* p. 99.
(24) *Enchirid,* p. 109.

vée et esprainte : quoi faisant, la liqueur plus substile monte
et distille, goutte à goutte, en un autre vaisseau, et l'impur
demoure.

VII. — DU MATÉRIEL POUR FABRIQUER LES SACHETS.

Dans l'inventaire du matériel de Nicolas HOUEL (25)
figure « ung interbastonnet ». Il s'agit sans doute là
d'un appareil à bâtir les frontaux et écussons, médicaments alors très employés.

Pour les premiers, par exemple, DUSSEAU (26) dit qu'on
les aplique: « sur le front et les tempes, pour mitiguer
ou appaiser quelque douleur de teste, ou pour conforter
le cerveau. Lesquels à ceste fin, on compose de plusieurs
Herbes, Fleurs, et Semences contenus entre deux linges,
taffetas, ou sandal de soye, contrepointez, ou bastés, à
ce que les medicaments ne s'espandent ».

M. le docteur DORVEAUX, dans son commentaire de
l'œuvre de Lisset BENANCIO, explique le mot *interbasté*.
appliqué à des sachets par ce fait que ces sachets sont
picqués en forme de matelas comme les bâts des bêtes
de somme.

Plus tard d'ailleurs, parlant des sachets, Ambroise PARÉ (*Œuvres*, Paris, 1575, p. 895), dit « qu'iceux
faut coudre en presses interbastatoires, les poudres
estants espanchées sur du cotton, à fin qu'elles ne pen-
chent plus en un endroit qu'à l'autre ».

(25) *Loc. cit.*, p. 109.
(26) *Loc. cit.*, p. 13.

Enfin WECKER ([27]) écrit au sujet des sachets :

Afin que les poudres ne tombent point en un coin du sachet, il le faut tout picquer à petits poincts, et les mettre sur une tuille chaude et les arrouser d'un peu de vin ou de vin-aigre avant que les appliquer.

VIII. — INSTRUMENTS DIVERS.

Nous citerons également parmi le matériel relevé dans les inventaires : des presses pour exprimer les plantes (LAPESSE ([28]) en possède deux) : le matériel pour le travail de la cire (il y a chez LAPESSE ([28]) « ung tourinet pour faire travailler cire » ([30]) ; chez Laurent SIMON ([31]) : « deux tartieres à besougner de cire », etc.) : des limes pour limer l'or, l'argent, la corne de cerf, l'ivoire, etc. : des couteaux, des ciseaux pour inciser les plantes : des spatules au sujet desquelles DUSSEAU écrit :

Des Spatules.

Spatules, sont instruments propres et convenables, pour remouvoir et ramasser les compositions au fond, et à l'environ des vaisseaux. Et mesmement aussi pour les mettre et retirer des pots, et boëtes : ainsi denommees par ce que sont plattes, à la semblance de l'os d'une espaule, en Latin *spatula*. Et combien que fussent plus nettes d'estain, ou de bois, ce neantmoins elles sont communément de fer, ou

(27) *Loc. cit.,* p. 64.
(28) SARCOS : *Loc. cit.,* p. 60. Voir aussi WECKER : *Loc. cit.,* p. 246.
(29) *Id.,* p. 58.
(30) La laver pour la blanchir.
(31) RIVIÈRE : *Loc. cit.,* p. 3.

œtain, ainsi que les cuilleres de cuisine, pour estre plus fortes : parquoy les convient entretenir claires et nettes, ainsi qu'avons dit des pilons.

Doncques, quelques instruments ou vaisseaux que ce soient, chacun Apothicaire doit estre soliciteux en avoir des plus propres, et mieux façonnez que sera possible. Et ce faisant, en sera estimé de meilleure grace et esprit, priront Dieu qu'ainsi soit...

Pour la trituration des poudres et farines. *L'Enchirid* fait mention de la meule ou pierre dure, de la rape, de la lime ferratile.

La torréfaction s'exécute en pots, poelles et lesche-frittes ou bien sur thuiles... ([32]).

Pour retirer les graviers, fréquemment mêlés aux plantes, Michel DUSSEAU préconise l'emploi d'« une brindelle ou vergette, au bout de laquelle soit attaché un peu de cire gommée, en tant que la posant sur lesdites pierrettes, icelles y adhéreront promptement ».

IX. — LE MATÉRIEL POUR PESER ET MESURER.

1° INSTRUMENTS DE PESÉE. — Dans l'inventaire de LAPESSE ([33]), nous relevons : deux balances romaines, deux grandes balances et quatre petites ; LAPESSE a de plus un marc de 2 livres et 3 marcs ([34]) de 2 livres.

(32) *Enrichid*, p. 92.
(33) SARCOS : *Loc. cit.*, p. 58.
(34) Le marc était composé d'une série de poids emboîtés les uns dans les autres et enfermés dans un tronc de cône généralement orné et toujours fermé (Oct. THOREL, J. DE LOUVEGNY, p. 167).

Dusseau (³⁵) nous renseigne d'ailleurs sur les poids employés de son temps. A la base, il y avait le grain : pour le réaliser, il indique de prendre des grains de blé : « en quoy faisant ne faut choisir des plus petits, ne aussi des plus gros : pareillement ne doivent estre trop recents, ou humides, ne trop secs, mais de moyenne forme et qualité ». L'obole équivaut à dix grains.

Vient ensuite le scrupule qui pèse comme 20 de ces grains: la drachme qui représente 3 scrupules: l'once qui vaut 8 drachmes (9 d'après les auteurs arabes) : enfin la livre qui vaut 12 onces.

Dusseau (³⁶) insiste sur cette livre de 12 onces: « avons dit la livre de medecine estre de douze onces. Il ne faut pas estimer que ce soient onces marchandes dont nous avons seize à la livre, ainsi qu'ay veu faire à aucuns : car tant en faut qu'on les doive prendre quand les neufs ne font que la livre de medecine qui suffira le tout pour avertissement ».

Aussi Lisset Benancio (³⁷) reproche aux apothicaires

de « desrober quatre onces pour livre », ce qui lni attire la réponse suivante de DUSSEAU (³⁸) : « usant desquels poids en dispensations et receptes de medecine, ne faut point que je ne say qui maistre Lisset BENANCIO ou bien maistre JOBET, ou Jehan veau, reprenne les Apothicaires d'avoir usé de deux sortes de poids en leur estat, veu que consiste en faict de marchandise et de medecine, s'il n'a autre pouvoir ne vertu, que la langue pour faire changer les coustumes. Je ne say pas bien, s'il est medecin, ou Lechecul aux autres... ».

2° INSTRUMENTS DE MESURE. — DUSSEAU (³⁹) nous apprend qu'au XVI° siècle, il était indiqué de peser le plus de marchandises possible, car il y avait beaucoup d'indécision dans le choix des instruments de mesure : il écrit en effet qu'il y a plusieurs sortes de sextier *sertarius* ou *sextarium'* :

Car il en est qu'on denomme grand Septier qui est la douzieme ou seizieme partie d'un muid de grain. L'autre est moyen, contenant la trente, ou trentesixieme partie d'un muid de vin.

Item, il en y ha un petit, qui est le pesant de deux livres et demie et encore un plus petit qui est d'une livre et demie, ou de vingt onces, qu'aucuns approprient au pesant de mina, toutefois qu'aucuns autres ne prennent ledit mina que pour seize onces : les autres pour douze et autres pour neuf ou dix... Car ils faut entendre qu'aucuns fondent leur comte sur le gros poids, c'est à dire, sur seize onces

« Benancio, médecin à Lyon, par Michel Jove », en 1557, rééditée par P. Dorveaux, en 1906.
(38) *Loc. cit.*, p. 115.
(39) *Loc. cit.*, p. 115.

pour livre : et les autres se fondent sur le petit, qui est de douze onces : tellement, qu'à comter deux livres et demie de gros poids pour sextier, se trouveront quarante onces, dont la moitié seront vingt. Et à comter deux livres et demie de petit poids, la moitié sera quince onces ou seize.

X. — LES SERINGUES.

Les apothicaires du XVIe siècle allaient à domicile administrer les clystères aux malades. Aussi N. HOUEL ([40]) possédait... « deux seringues garnies de leur estuy », et L. SIMON ([41]) « une seringue » et « ung pot à clistaire ». Quant à LAPESSE ([42]) il possède 2 bouteilles de cuir pour donner des clystères, 3 seringues garnies de fer et un pot à clystère.

Nous avons passé en revue les instruments et les appareils de l'apothicaire du XVIe siècle. Combien ce matériel nous paraît aujourd'hui rudimentaire ! Il faut au praticien d'alors le long exercice d'un apprentissage sévère pour exécuter les préparations complexes dont il a la charge.

(40) LÉPINOIS : *Loc. cit.*, p. 13.
(41) RIVIÈRE : *Loc. cit.*, p. 3.
(42) SARCOS : *Loc. cit.*, p. 60.

III

Le matériel pour conserver les drogues.

C'est en suivant l'ordre donné par DUSSEAU dans
L'Enchirid que nous allons étudier le matériel employé
au XVIe siècle pour la conservation des drogues.

1° DROGUES AROMATIQUES. — DUSSEAU écrit [1] :
« Et... disant DIOSCORIDE et ledit SALADIN qu'on doit
tenir les drogues et medecines aromatiques, en boëtes
d'or, ou d'argent, d'Yvoire, Jaspe ou Alabastre, ou bien
en vaisseaux dorez ou argentez. Ce que tenons encores
aujourd'hui, par coustume ancienne, faisant peindre et
dorer nos boëtes. Sur quoi est à noter, que les medecines
seiches, se gardent communément en vaisseaux de bois
ronds, quarrez, ou oblongs... Et — nous reposons ordinairement toutes drogues et especes : mesmement les
fleurs et semences, en boëtes de bois ou layettes bien
clauses et fermées. » Ailleurs [2], il indique pour conserver les fleurs séchées d'employer les boites de bois,
de préférence aux vases de terre clos et couverts : « mais

. (1) *Loc. cit.*, p. 128.
(2) *Id.*, p. 23.

nous semble mieux d'estre mis et resserrez, comme dit
DIOSCORIDE, *in arculis tyliaceis*, c'est-à-dire en boëtes,
ou layettes de tyl ou tyllist, et autres bois de semblable
matière ».

Grâce au bon RABELAIS (³), nous possédons des
documents importants sur ces boites peintes appelées
alors Silènes : « Silenes estoient jadis petites boites,
telles que voyons de present es boutiques des apothicaires, peintes au-dessus de figures joyeuses et frivoles,
comme de harpies, satyres, oisons bridez, lievres cornuz,
canes bastées, boucs volants, cerfs limonniers et aultres telles peintures contrefaictes à plaisir pour exciter
le monde à rire ; quel fut Silene, maistre du bon Bacchus.
Mais au dedans, l'on reservoit les fines drogues, comme
baulme, ambre gris, amonon, musc, zivette, pierres, et
aultres choses precieuses. »

Nous avons eu la bonne fortune de voir, à l'Hôtel-Dieu
d'Issoudun (Indre) (⁴), un certain nombre de ces boîtes de
forme carrée, admirablement conservées.

Dans quelques-unes, les dessins extérieurs rappellent
l'origine, l'aspect ou les propriétés de la drogue. Un dragon est l'attribut de la boîte qui contient le sang dragon.
Sur la boîte contenant l'ichtyocolle est peint un poisson
portant une scie, appartenant à l'espèce des squales qui
fournissent la colle de poisson ; des fleurs d'iris, un aloès,

(3) Edition L. Moland, Prologue.

(4) Le Dr JUGAND signale l'existence de cette collection dans
son *Histoire de l'Hôtel-Dieu et des établissements charitables
d'Issoudun depuis leur fondation jusqu'à nos jours* (Edition 1882).

des roses, un pavot sont dessinés sur chaque boîte
affectée à l'une de ces plantes; pour le jujube, un bou-
vreuil mangeant un fruit rouge; un perroquet pour le
carthame, dont les semences s'appellent graines de perroquet; pour les perles, un énorme limaçon, sortant de sa
coquille et portant des perles à l'extrémité de ses cornes.

Dans d'autres cas, on perçoit difficilement le rapport
entre la drogue et le dessin dont sa boîte est ornée. Pour
la réglisse, un cheval cornu, peut-être à cause de l'emploi de cette plante dans l'hippiatrie; pour la gomme
laque, un requin; pour le poivre, un toucan dont le bec
allongé rappelle la forme de cette graine; une sirène
pour la gomme adragante; un rhinocéros pour le pyrè-
thre; une licorne pour le labdanum; un serpent à lance
caudale pour les mastiches.

N. HOUEL possédait une grande quantité de ces précieuses boîtes : on relève dans son inventaire (⁵) :

Soixante boistes tournées et painctes, 6 livres ; vingt
boistes carrées et painctes, 50 sols.

Il y a aussi des « boetes bien peintes par dehors » dans
l'apothicairerie d'Angers, décrite par Noël DU FAIL (⁶).

L'inventaire de L. SIMON (⁷) comporte de nombreuses
boîtes contenant de l'assa fœtida, de la gomme laque, de
l'alun, du corail, etc. : des gallons contenant des perles,
des racines, des dragées, etc. On y relève de plus... « ung

(5) Lépinois : *Loc. cit.*, p. 13.
(6) *Contes et discours d'Entrapel* (Bibl. Faculté de Pharmacie, n° 19459, p. 130).
(7) Rivière : *Loc. cit.*, p. 3.

machepin ([8]) où il y a des curalles à sucre... seize machepins d'Auvergne, ausquelz y a plusieurs semences de graines... ».

2° LIQUIDES. — DUSSEAU écrit : « Et quant aux Conserves, Sirops et Opiats nous les reservons en pots, boëtes, et chevrettes, peintes et dorées de plusieurs couleurs, que pour ceste cause on appelle de Damas. »

Sur ces pots et chevrettes de Damas, nous nous contenterons de reproduire une note de l'important traité du docteur DORVEAUX sur *Les Pots de Pharmacie:* « D'après Léon DE LABORDE, les objets d'origine orientale, appelés au moyen âge « œuvres d'oultre mer » et « ouvrage de Damas » étaient de jolis vases de poterie émaillée, c'est-à-dire de faïence. Rapportés à titre de souvenir par les pèlerins et par les croisés, au retour de leurs pieuses excursions en Terre Sainte, ils furent longtemps d'une grande rareté en France. Peu à peu, les relations commerciales avec l'Orient s'étant développées, le nombre de ces « œuvres d'oultre mer » s'accrut considérablement : aussi aux XVe et XVIe siècles, il n'était point d'apothicaire fortuné qui n'eut pour décorer sa boutique, quelques-uns de ces précieux récipients. »

Et M. DORVEAUX ajoute que l'Italie et l'Espagne fabriquaient également ces beaux vases. Ce sont même ces derniers, plus spécialement ceux de Valence, que Jacques SYLVIUS ([9]) recommande comme les meilleurs : « *inter terrea vasa,* dit-il, *sunt optima Valentina ex His-*

(8) Petites boîtes de bois.
(9) Page 6.

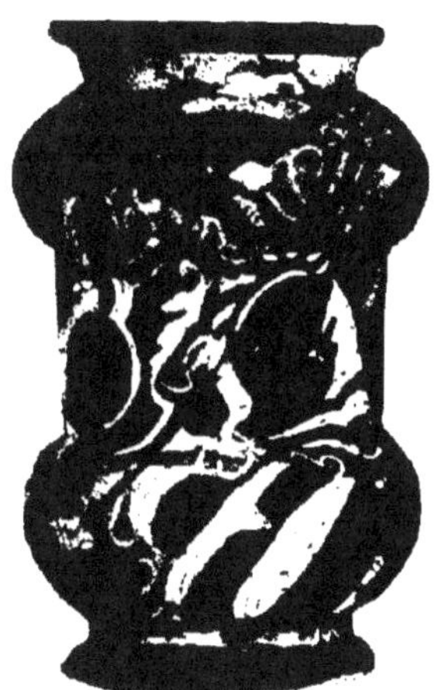 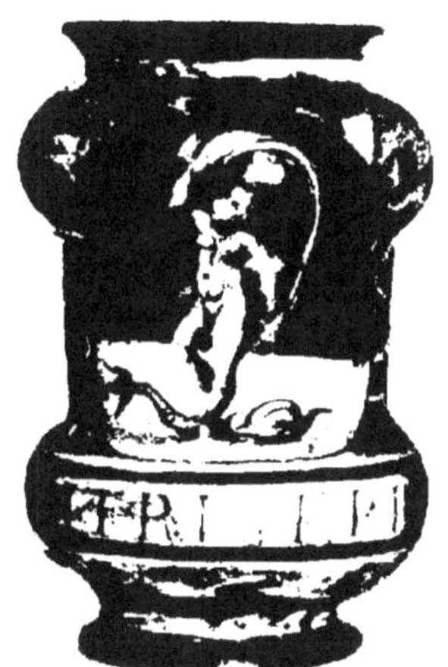

Pots à canon, d'origine italienne, XVIe siècle.
(Collection LÉPINOIS).

*paniâ pocula, intus candore, nitore, levore alabastrilis
proxima, foris picturâ nitenti mire variegata, conservis,
syrupis destinata* ».

De même DUSSEAU recommande de garder dans des
vases de verre ou de grès les sucs « vineux et aceteux »,
tels que les sucs de pommes, de poires, de citrons, etc.
Il écrit : « Et devez savoir, que pour les bien garder, on
les doit mettre en vaisseaux de verre ou de grais, qui
ayent l'orifice ou gueule estroite, estant entierement
depurez de leur fesse ou li : par dessus lesquels jus convient filer une quantité suffisante d'huile, à ce que l'air
ne les domine et altere... »

Notre cliché reproduit deux pots de la fin du XVIe siècle, d'origine italienne. Le centre de ces vases (dits pots
à canon), est un cylindre de 10 centimètres de diamètre,
prolongé en haut et en bas par un renflement (diamètre 12 cm. 1/2). Ces vases reposent sur un pied très
court et se prolongent dans le haut en un col également
assez court et peu évasé (diamètre 10 centimètres). La
hauteur totale de l'objet est de 18 centimètres. Sur le renflement inférieur, il existe un cartouche destiné à recevoir l'inscription qui n'a pas été faite pour l'un et qui
pour l'autre est ainsi libellée : V. LITRIGERIO. Sur
la face antérieure, au-dessus du cartouche, dans un
médaillon elliptique, le peintre potier a figuré, debout
sur un dauphin, Amphitrite tenant une voile. Le fond
du paysage est jaune dans le haut, tandis qu'en bas la
mer est bleu pâle et le dauphin dessiné en brun. Tout le
reste de la surface extérieure est chargé de trophées
d'armes en camaieu rouille sur fond bleu foncé.

Ces deux pièces faisaient partie d'une série assez importante; plusieurs exemplaires de formes diverses se trouvent au musée du Louvre. Ils proviennent de la collection Campana.

Ceux que nous reproduisons ici appartiennent à notre confrère M. Lépinois, docteur en pharmacie, qui les a trouvés chez un antiquaire parisien. Quelques-uns du musée portent les dates de 1579 et de 1580. Il y a lieu de regretter l'absence de pots d'origine française de la même époque (XVIe siècle). Leur existence est très douteuse, car nos plus anciennes faïences sont de 1608 pour Nevers, 1640 pour Rouen et les plus anciens produits de Moutiers sont de 1680. Avant le XVIIe siècle, on utilisait surtout en France les pots de Beauvais (non décorés), des vases de bois, ou d'étain. — Emile Rivière, dans *Les Apothicaires Parisiens au XVIe siècle*, reproduit trois « Potz d'appoticere à ungans » en grès de Beauvais, trouvés dans le sol de Paris.

N. Houel possédait 12 de ces pots de Beauvais; voici d'ailleurs l'inventaire des pots de son officine ou apparaissent des variétés nouvelles sur lesquelles nous donnerons en note quelques documents tirés du *Nicolas Houel* de M. Lépinois ([11]).

Trois douzaines de pots (pisans a medalles) ([12]), 4 livres

(10) *Op. cit.*, p. 9.
(11) Page 13.
(12) Pots fabriqués à Pise (Italie) ou ses environs. Cette ville fut un des centres primitifs de la fabrication italienne. Dans ce genre le musée du Louvre ne possède qu'une petite **assiette** décorée de grotesques sur fond blanc (G. 171 du Catalogue A. Darcel, 1864). *A medalles* veut dire qu'ils étaient décorés de médaillons.

10 sols; douze petits pots de Pise et à palliais (¹³); douze pots de Beauvais d'une livre (¹⁴).

3° Substances huileuses et pateuses. — M. Dusseau dit : « Quant aux onguents, Huiles et Axunges, on les garde en pots, en boëtes d'estain, de grais ou de terre plombée. Les Eaues, Vins et Jus liquides se mettent en bouteilles, flascons, et ampoules de verre, ou autres vaisseaux, ayant l'orifice estroit, bien estoupez comme dit est. »

Effectivement, dans l'inventaire de L. Simon (¹⁵), on relève... « Plusieurs... potz, boutelles et conches de terre où y a plusieurs sortes d'huilles, unguans et gresses... dix potz d'episse servant audict estat... Une chevrette... »

4° Masses pilulaires. — Dusseau (¹⁵) conseille de conserver les masses pilulaires : « en une bourse de cuir blanc appelée *Aluta*, et ainsi les tenir en lieu tempéré, lequel cuir aucuns frottent d'huile douce ou sirop, à ce que ladite masse ne se deseiche subit : ou bien que n'adhere si promptement audit cuir ».

(13) *Palliais* vient sans doute de *Palle*, signifiant applique en orfévrerie, par opposition aux ciselures dans la masse...

(14) Beauvais et les fabriques des environs qui existaient depuis le XIIIᵉ siècle, continuaient à produire leurs terres vernissées en vert uni un peu clair, et surtout des grès recouverts d'un émail bleu uni. Ces poteries azurées dont il est question dans Rabelais... avaient beaucoup de réputation et étaient assez estimées pour être offertes aux souverains (Garnier : *La Céramique*, 1882).

(15) Rivière : *Loc. cit.*, p. 5.

(16) *Loc. cit.*, p. 149.

Ce conseil est également donné par WECKER [17] qui écrit, en parlant de la masse pilulaire : « ... estaut un peu seichée à l'ombre, on enveloppe d'un morceau de vescie, ou de cuir, ou, ce qui est encores meilleur de papier ciré, on l'enferme dans des boistes d'estain que l'on met en lieu assez sec. »

On le trouve aussi dans A. PARÉ [18] qui, après avoir donné la formule de la masse des pilules de Rufus (aloès, myrrhe, mastic, etc.), écrit : « Laquelle on gardera bien enveloppée dedans un cuir : et lors qu'on en voudra user, on formera une pilule ou deux... »

Effectivement, nous relevons dans l'inventaire de Laurent SIMON [19] : « trois bourses de cuyr ».

5° PRODUITS DIVERS. — Les trochisques, dit BAUDE-RON [20] seront gardés... « dedans des pots de verre ou de terre vernissée, plustost que d'estain à cause du plomb que les potiers y meslent. »

Au sujet de drogues spéciales DUSSEAU écrit :

Sur quoy noterez, qu'il y ha anciennes drogues, qu'on garde spécialement en aucuns vaisseaux particuliers, comme le Camphre, lequel PLATEARIUS conseille remettre en une boëte de Marbre, ou Alabastre, avec semence de Lin ou de Psilium : quoy faisant, se garde quarante ans.

Item, on environne le Reubarbe avec Cire gommée, ou bien on l'ensevelit parmy du Milet, et ainsi se garde fort bien.

(17) *Loc. cit.*, p. 57.
(18) *Œuvres complètes* d'Ambroise PARÉ, précédées d'une introduction de J.-F. MALGAIGNE, t. III, p. 371 (Edition 1841).
(19) RIVIÈRE : *Loc. cit.*, p. 3.
(20) Edition de 1595, p. 478.

Item, on garde le Musc en un vaisseau de plomb : le Saffran en sacs de cuir, et ainsi des autres.

Nous citerons pour terminer les sacs de toile pour conserver les plantes sèches : DUSSEAU ([21]) dit au sujet de ces dernières qu'il... « les convient reposer en sacs de toile, en lieu tempéré, non poudreux ne fumeux : à ce que n'acquierent aucune mauvaise qualité, escrivant le nom d'icelles et dat de leur annee, comme dit est. »

Pour les racines sèches, il faut les conserver ([22])... « chacune sorte de racines à part soy : et escrire les noms d'icelles, ensemble le dat de leur annee, à celle fin de pouvoir mieux et plus certainement juger de leur disposition et vertus, comme ainsi soit que toutes choses vieillissent et se passent par le temps. »

(21) *Loc. cit.*, p. 20.
(22) *Id.*, p. 16.

IV

Les marchandises en magasin.

Nous aurions pu, pour rassembler les documents nécessaires pour ce chapitre, glaner dans *L'Enchirid*, le nom de toutes les drogues et de tous les médicaments composés qui sont cités par DUSSEAU. Ce travail fastidieux aurait été très incomplet.

Fort heureusement, il existe de nombreux documents qui nous renseignent plus complètement sur les marchandises que l'on trouvait d'ordinaire chez nos ancêtres les apothicaires du XVIe siècle.

Nous citerons d'abord :

1° UNE LISTE DE DROGUES EN USAGE A AVIGNON AU XVIe SIÈCLE : Cette importante énumération de remèdes est donnée par notre confrère GRANEL ([1]) dans son intéressant travail sur la pharmacie à Avignon.

2° UN TARIF IMPRIMÉ DE DROGUERIE, récemment reproduit par le *Bulletin de la Société d'Histoire de la*

[1] Page 61.

Pharmacie (²). Ce tarif énumère le prix des drogues vendues, en 1583, par une Compagnie d'exportation de Venise (³). On y trouve mentionnés 139 drogues simples, 67 électuaires, 31 confections de consistance solide, 10 espèces, 3 poudres astringentes, 10 conserves, 37 sirops, 10 trochisques, 3 collyres, 11 variétés de pilules, 27 eaux distillées, 12 sucs et infusions, 37 onguents, 20 cires, 6 emplâtres, 16 graisses animales (⁴), 32 huiles, 3 topiques, 15 décoctions.

(2) RAMBAUD : *Un tarif imprimé de droguerie au XVIᵉ siècle,* in *Bulletin de la Société d'Histoire de la Pharmacie,* t. II, p. 126, décembre 1919.

(3) Cette compagnie comprenait deux médecins, un apothicaire à l'enseigne de l'*Ange* et deux droguistes, l'un à l'enseigne de *Saint Thomas* et l'autre à l'enseigne du *Navire.*

(4)   PINGUEDINES

Humanae.	sol. 48 u.
De Themalo.	
Vulturis.	sol. 6 dr.
Strutii.	
De Vipera	sol. 24 dr.
Lupi.	sol. 12 u.
Cervi.	sol. 12 u.
Ursi.	sol. 8 u.
Tauri.	sol. 8 u.
Equi.	sol. 6 u.
Gallinae.	
Anseris.	
Anatis.	sol. 4 u.
Hyrci.	
Veruccis.	
Porcinae Liguatorae	sol. 2 u.

La graisse humaine, étant donnée la valeur actuelle de l'argent, vaudrait 720 francs l'once, tandis que celle de vipère serait payée 1.350 francs.

Ainsi que l'observe M. Rambaud, les poids usités sont d'abord la drachme, qui représente environ 4 grammes, rarement l'once de 33 grammes, et plus rarement encore la livre de 450 grammes. L'unité monétaire est le sol ou sou. Si l'on tient compte de la valeur de l'argent (en 1919, M. Rambaud estimait que le sou représentait approximativement 15 fois la valeur qu'il avait en 1583), on peut constater que les prix de droguerie étaient incomparablement supérieurs à ceux pratiqués aujourd'hui.

Les médicaments composés sont établis d'après les formules de MESUÉ, de GALIEN, de NICOLAS, de RHASIS, etc. Nous nous contentons de reproduire la liste des drogues simples :

Ambrae ord......................	sol.	8 gra.
Agarici ell..		
Aloes suc.........................	sol.	4 drachma.
Aloes epat..	sol.	2 dr.
Acatiae or..	sol.	6 dr.
Ammoniaci dissol..		
Anacardorum....................		
Assae fetidae.	sol.	1 dr.
Aspalathi (5).....................		
Beltzoin (6). . ...,....		
Bdellii.	sol.	4 dr.
Balaustiarum or..	sol.	1 dr.
Bolli Armen. or...................	sol.	2 dr.

(5) Ou aspalath, depuis bois de Rhodes.
(6) Benjoin.

Corallorum Rub. pp...............		
Corallorum Alb. pp...............	sol.	2 dr.
Camphurae (7)...............		
Colocimthidis pulpe...............		
Cantharidarum pp...............	sol.	4 dr.
Charabee pp...............		
Christalli pp...............		
Cornu cervi usti...............		
Cardamomi...............	sol.	2 dr.
Carlinæ...............		
Ciperi Siriaci...............		
Cubebarum...............		
Cassiæ odoratæ...............	sol.	3 dr.
Castorei...............	sol.	6 dr.
Cassiæ solut...............		
Centaureæ Ma...............	sol.	4 uncia.
Cortic. et Rad. vulgarium...............	sol.	2 u.
Cinnamomi ell...............		
Calcantis usti...............	sol.	2 dr.
Coriandorum pp...............		
Cetarach...............	sol.	1 uncia.
Corticum Citri...............	sol.	4 uncia.
Diagridi (8)...............	sol.	6 dr.
Diptami Cretici (9)...............		
Diptami albi...............	sol.	1 dr.
Œsypi humidi (10)...............	sol.	2 uncia.

(7) Camphre camphorae.
(8) Diagrede ou scammonée préparée.
(9) Dictame de biete.
(10) Hysope.

Ellebori nigri pp.	sol.	4 dr.
Elaterii.	sol.	1 gran.
Euphorbii.	sol.	2 dr.
Esulæ pp.		
Epitimi.	sol.	3 uncia.
Foliorum auri puri.	sol.	2 pro folio.
Fragmentarum preciosorum præp. . .	fol.	12 dr.
Florisæri pæp (11).	sol.	2 dr.
Florum roris marini (12).	sol.	3 uncia.
Florum schenanthi.	sol.	2 dr.
Florum cordialiùm.	sol.	1 dr.
Florum Lambruscæ (13).	sol.	6 uncia.
Florum fumiterræ.	sol.	6 u.
Florum Nenupharis.	sol.	2 u.
Farinæ Orobi.		
Far. lupinorum.		
Far. omnium usalium.		
Folliculorum Senæ.	sol.	4 u.
Florum violarum.	sol.	8 u.
Granatorum or. priep.	sol.	6 dr.
Galangæ.	sol.	4 dr.
Cariophillorum.	sol.	2 dr.
Granæ finæ.	sol.	3 dr.
Galbani dissoluti.	sol.	6 u.
Hyacinthorum præp.	sol.	10 dr.
Hermodactilorum.	sol.	3 u.
Hepatis lupi præp.	sol.	6 dr.

(11) Fleurs ou poudre d'airin.
(12) Romarin.
(13) Lambrusque.

Intestini lupi præp................	sol.	12 dr.
Lapis Lazuli præp................	sol.	60 dr.
Laudani.	sol.	1 dr.
Lapidis Hematitis præp............		
Lapidis Judaici..................	sol.	2 dr.
Lapidis spongiæ.................		
Ligni aloes....................	sol.	12 dr.
Lycii (14).	sol.	4 dr.
Marg. ori præj (15)...............	sol.	24 dr.
Moscli ori.	sol.	5 gr.
Mannæ mastich..................	sol.	60 u.
Mannæ Galabræ.................	sol.	16 u.
Macis.	sol.	3 dr.
Mastiches ell. (16)................	sol.	2 dr.
Myrobolan pul..................		
Myrrhæ finæ...................	sol.	4 dr.
Mumiæ (17).	sol.	1 dr.
Myrthillorum.	sol.	2 u.
Nucis muscatæ..................	sol.	2 dr.
Nucis Indicæ...................	sol.	60 pro quali-
Opii Thebaicis.		bet.
Opoponacis.	sol.	4 dr.
Olibani ell....................	sol.	6 u.
Pulmonis vulpi præp..............	sol.	8 dr.
Piperis albi...................	sol.	2 dr.

(14) Suc du Feracanthum.
(15) Grande marguerite.
(16) Mastiche résine du Lenstique.
(17) Mumie. liq. balsamique formée de l'humidité des cada-
vres et des substances aromatiques des embaumements.

Precipitatis.	sol.	4 dr.
Piperis longi.		
Polipidii.	sol.	2 u.
Rubicorum (18) præp.	sol.	16 dr.
Reubarbari ell.	sol.	24 dr.
Reupontici orien.		
Rosarum Zeneh, exic.	sol.	4 u.
Rubea Tinctorum.		
Rosarum damascen. Rub. exic.	sol.	2 dr.
Smaragdorum prep. ori.	sol.	12 dr.
Saphirorum præp. or.		
Sanguis hirci præp.	sol.	36 dr.
Scoriæ ferri præp.	sol.	2 dr.
Spodii de Canna præp.	sol.	4 dr.
Spodii ex eboræ præp.		
Spicæ Celticæ.		
S. Sancti.	sol.	2 dr.
Sagapeni.		
Sarcocolæ.		
Salis Nitri.	sol.	7 u.
Salis ammoniaci.		
Sandaracæ.		
Santalorum rub.	sol.	7 u.
Santalorum alb.		
Santalorum Cit.	sol.	2 dr.
Serici Aff.	sol.	4 dr.
Stiracis Cal.	sol.	2 dr.
Spice Nardi.		

(18) Rubis préparé.

Salis gemmæ.		
Sumachiorum.	sol.	2 u.
Styracis liquidæ.		
Sticados (19).		
Sang. drac. fini. . . . . . . .ᵡ.	sol.	5 dr.
Senæ mundæ.	sol.	4 u.
Simp. divers. gene. val.	sol.	2 monip.
Semen Acetosæ.	sol.	4 u.
Semen Citri mund.	sol.	4 dr.
Sem. Citri integrorum.	sol.	8 u.
Sem. Communium.	sol.	2 u.
Turbith fini.	sol.	2 dr.
Terebenthi Ciprii.	sol.	7 u.
Terebentinæ claræ.		
Thuni Cretici (20).	sol.	2 u.
Thormentillæ.		
Tutiæ præp.	sol.	2 dr.
Viridis aeris pul.	sol.	4 dr.
Zedoariæ ell.	sol.	1 dr.
Zinziberis ell.	sol.	6 u.

C'est aux inventaires des boutiques d'apothicaire du
XVIᵉ siècle que nous emprunterons les documents essentiels pour notre étude.

Nous rappellerons d'abord l'inventaire de la boutique
de Laurent SIMON, marchand apothicaire, épicier,

(19) Probablement *stœchas*.
(20) Thon, poisson de mer.

bourgeois de Paris, fait en 1553, et reproduit par Emile RIVIÈRE [21].

Notre confrère BAUDOT, dans son imposant travail sur *La Pharmacie en Bourgogne* [22], nous signale qu'en 1551, à Dijon, certaines officines étaient très pauvres en marchandises. Il résulte, en effet, de visites des boutiques d'apothicaires, faites par les échevins commis et jurés que... « En la botique Pierre Maire, sus Suzon, avons trever seullement un peult de reubarbe et de turbith assés passables, et neantmoins n'est fornyt de compositions, sirops, opiates, pilulles, huilles, ungantz, loohc, emplastres, ny aultre drogues concernent ledit estat... »

Mieux encore, au cours de ces visites... « en la botique Pierre Joly, avons visiter et n'y avons trever aucune drogues ny compositions... »

Nicolas HOUEL, que M. LÉPINOIS nous a présenté comme un apothicaire fort à son aise n'a cependant chez lui que très peu de marchandises. Voici l'inventaire de son stock, en date du 3 juin 1557 [23] :

80 livres de sucre de barbarie.	24 livres.
25 livres de sucre madère.....	10 livres.
12 livres 1/2 de cassonade blanche.	3 livres 2 sols 6 deniers.
12 livres de sucre rouge......	30 sols.
2 livres de sucre candit blanc.	20 sols.
3 livres de dragées saiches...	22 sols 6 deniers.
1/2 livre de sucre rosarum...	6 sols 2 deniers.
1/2 livre de dragées musquées.	6 sols.

[21] *Loc. cit.*, p. 3.
[22] Page 102.
[23] LÉPINOIS : *Loc. cit.*, p. 3.

12 livres 1/2 d'amandes. . . . . .   37 sols 6 deniers.
6 livres de raisins de Damas.   24 sols.
4 d'avelines. . . . .   6 sols.
12 onces de Momye
1 once d'Yreaux de Florence (iris de Florence).
6 onces de Conserve de Roy (de roses).

C'est dans l'inventaire d'une *Pharmacie à Carcassonne
à la fin du XVI° siècle*, publié par notre confrère Sarcos et M. H. Mullot [24] que nous allons trouver une liste imposante de drogues simples et de médicaments composés, liste suffisante pour nous donner à elle seule une claire vision de la nature des drogues vendues par nos confrères, au XVI° siècle.

1° Drogues simples [25]. — Nous relevons dans l'inventaire :

Cent cinquante cinq livres ocre.
Cent cinquante livres bol arminis (bol d'arménie).
Cent dix livres ocre jaulne.
Cent huictante huit livres rouzine [26].
Trente une livre augevin [27] net.
Nonante livres bol rouge.
Quarante livres plomb.
Cinq livres ung cart pæniæ [28] net.
Six livres troys quatz regalisse.
Quatorze livres prunes daxa [29] net.

---

[24] Sarcos et Mullot : *Inventaire d'une pharmacie de Carcassonne à la fin du XVI° siècle* (1597) (Faculté de Pharmacie, n° 32118).
[25] Page 21.
[26] Poix résinée.
[27] Gros raisin blanc.
[28] Pœniae : fleurs, racines ou semences de pivoine.
[29] D'Axat, village de la haute vallée de l'Aude.

Cent dix livres prunes nirie (nigri) net.
Cent trente livres souffre.
Cent septante livres alun.
Nonante livres senigrec (fenugrec).
Quinze livres coriande.
Vingt cinq livres et demye graine de paradis [30] net.
Dix neuf livres graines de lin.

LAPESSE a de plus, dans son officine, un stock important de pierres précieuses indispensables, pour l'exécution des ordonnances médicales de cette époque : nous trouvons dans l'inventaire [31] :

Saffirirs (saphirs).	2 onces.
Granatz (grenatz).	10 onces 3/4.
Smeraudorum (émeraudes).	3 onces.
Jaxintes (hyacinte).	3 onces 3/4.
Lasuli (lapis lazuli)	1 once 3/4.
Perles.	1 once 1/2 uchau.

On trouve de plus dans la pharmacie de LAPESSE, des éponges, du coton, du mélilot, de la camomille, de la confiture de coings, de la coriandre, du sucre fin et du sucre candi, de la muscade et de la canelle dragéifiées, de l'amidon, du poivre, du gingembre, de la noix muscade, de l'anis, de l'encens, du fil d'Archal, du laiton, de la cannelle, du savon, des roses sèches, des prunes, de la térébenthine, du corail blanc et du corail rouge, de l'aloès, des baies de laurier, du sel ammoniac, de la salsepareille, de la momie, des feuilles d'or, des feuilles d'argent, de la corne de cerf préparée, etc...

(30) Cardamone.
(31) Page 43.

Qu'on ne soit pas surpris d'un stock aussi étrange et aussi disparate. A. PARÉ ([32]) cite parmi les animaux employés en pharmacie les... « renardeaux entiers, petits . chiens, herissons, grenouilles, vers de terre, cancres, escrevisses, scorpions, sangues et autres. »

Les apothicaires prétendaient même avoir de la licorne. Cette affirmation paraît peu vraisemblable à A. PARÉ ([33]) : « Parlez aujourd'hui à tous les apothicaires de la France, il n'y a celuy qui ne vous die et asseure avoir de la licorne, et de la vraye, et quelquesfois en assez bonne quantité. Or comment se pourrait faire, veu que la pluspart des escrivains disent que le naturel de la licorne est de demeurer aux deserts et ès lieux inacessibles, et s'esloigner si fort des lieux frequentés, que c'est quasi chose miraculeuse d'en trouver quelquefois une corne... »

Les apothicaires avaient parfois même chez eux des animaux vivants qui devaient leur servir pour leurs préparations, notamment la thériaque. Nous en trouvons la preuve dans le récit suivant, tiré du *Traité des Venins*, du célèbre chirurgien Ambroise PARÉ ([34]) : « Le roy Charles estant à Montpellier, je fus mords d'une vipère au bout du doigt index, entre l'ongle et la chair, en la maison d'un Apothicaire nommé DE FARGES, lequel dispensoit alors le theriaque, auquel je demanday à voir les viperes qu'il devoit mettre en la composition... »

(32) *Loc. cit.*, t. III, p. 634.
(33) A. PARÉ, t. III, p. 504.
(34) *Loc. cit.*, t. III, p. 314.

II. — Médicaments composés.

Le confrère Lapesse possédait une réserve importante de médicaments composés : nous y relevons :

1° *Pilules* (35) :

Pilulles de feu Marie (36)...............	Trois onces.
Pilulles de Gera (37)...................	3 onces.
Pilulles Couchiec (38).................	4 onces.
Pilulles Fetide (39)...................	1 once.
Pilulles de Mastic....................	11 onces.
Pilulles de Rubarbaro.................	1 once 1/2.
Pilulles Hermodati (40)................	2 onces 1/2.
Pilulles de Lucis majoium (41).........	4 onces 1/2.
Pilulles Aggregatue....................	2 onces.
Pilulles Assagret (42).................	2 onces 1/2.
Pilulles Mazeron (43).................	3 onces.
Pillulles Rufli.	

2° *Trochisques*. — Cette forme médicamenteuse était

(35) Sarcos, p. 33.

(36) Pilules de fumarie d'Avicenne (aloès, scammonée, suc fumeterre, etc.).

(37) Pour hiera ou yera : Pilules purgatives à base d'aloès.

(38) Pour pilules *cocciae* (Rhasis). Pilules en forme de grain à base de turbith, de coloquinte, etc...

(39) Formule de Mésué.

(40) Mésué en donne trois formules.

(41) Mésué.

(42) Avicenne.

(43) Mésué.

très à la mode à cette époque. Nous trouvons dans l'inventaire de LAPESSE :

De Catabe (44) ....   1 once 2/8.
De Algue cinigi (45) ....   3 onces.
De Mirra (46) ....   1 once.
De Upatorio (47) ....   5/8 d'once.
Diarodum (48). . . ..   2 onces.
De Canfora (49) ....   1/2 once.

LAPESSE possédait de plus en stock des trochisques d'agaric, de spode ou ivoire brûlé (formule de MÉSUÉ), d'Alhandal (formule de MÉSUÉ), de rhubarbe (formule de MÉSUÉ) (50), etc...

3° *Poudres cordiales* (51). — LAPESSE gardait dans ses réserves de nombreuses variétés de poudres cordiales, médicaments très importants à cette époque : il avait notamment 1 once 2/8 de poudre d'anis de MÉSUÉ. 4 onces de poudre diatriu pipereon de GALIEN, poudre stimulante et digestive composée des trois poivres : noir, blanc et long, mélangés au gingembre et à l'anis : 2 onces 2/8 de poudre diamoschide MÉSUÉ, poudre à base de musc employée alors dans le traitement des vertiges, des palpitations, de l'épilepsie, etc...

(44) De Karabe (MÉSUÉ).
(45) De Alkekengi (MÉSUÉ).
(46) De Myrrha (RHASIS).
(47) De Eupatorio (MÉSUÉ).
(48) Diarhodon (MÉSUÉ).
(49) De Camphore.
(50) Page 36.
(51) Page 37.

4° *Emplâtres* ([52]). — LAPESSE possédait un approvisionnement important en emplâtres : 3 livres 1/4 d'emplâtre de céruse ou emplâtre blanc : 5 livres d'emplâtre
Diapalme : 9 livres 1/2 once d'emplâtre de mastic, emplâtre qui, appliqué sur l'estomac facilitait la digestion
et arrêtait les vomissements : 2 livres d'emplâtre de mi-
nium : 4 livres 3/4 d'emplâtre de Ranis ou de VIGO :
6 livres 1/2 d'emplâtre divin, etc...

5° *Sirops.* — Nous relevons dans l'inventaire des
sirops :

Sirops de Quinque radissibus ([53]).......	4 onces.
Sirop Silaginis ([54])....................	1 h. 10 onces.
Miel Rozat.	1 h. 1/2.
Sirop d'Artemezie ([55]).................	3 h. 1/4.
Sirop de sicorée simple................	2 h. 1/4.

Il y a de plus du sirop de nénuphar, du sirop de baies
de myrte, du sirop de sommités de Marrube (employé
déjà dans le traitement de la coqueluche) du sirop de
menthe, du sirop diacode, etc. ([56]).

6° *Conserves* ([57]). — Les conserves jouaient un grand
rôle dans la thérapeutique d'alors. LAPESSE possédait en
magasin 2 livres 1/4 de conserves de roses, 1/2 livre de

(52) Page 40.
(53) Sirop des Cinq racines.
(54) Sirop de fleurs de tussilage.
(55) D'armoise.
(56) Page 45.
(57 Page 49.

conserve de bourrache, 3 livres 1/4 de mithridate, 3/4 de livres de diaprunis de NICOLAS, 1 livre de catholicum, etc.

7° *Huiles* ([58]). — De nombreuses huiles composées sont mentionnées dans l'inventaire de LAPESSE : les huiles de rue, de nénuphar, de castor, d'absinthe, de petits chiens, de menthe, de tamarin, de capres, d'euphorbe, de pariétaire, d'absinthe, de millepertuis, de ciguë et une huile de tartre.

8° *Onguents* ([59]). — Parmi les nombreux onguents qui figurent dans l'inventaire de LAPESSE nous citerons : l'onguent de laurier (4 onces); l'onguent *d'Agrippa* (11 onces); l'onguent des apôtres (2 ᴴ 14 onces); l'onguent populeum (2 ᴴ 1/2); l'onguent basilicum (2 ᴴ); l'onguent napolitain (1 ᴴ 1/2); l'onguent de guimauve (6 ᴴ), etc...

9° *Marchandises diverses*. — Nous avons dit que les apothicaires d'alors étaient ordinairement confiseurs et ciriers : rien d'étonnant alors dans le spectacle de cette belle rangée de cierges que nous remarquons dans la gravure que nous avons trouvée dans un opuscule fort intéressant de CARBONELLI, qui traite des pharmacies et des pharmaciens en Italie au XVIᵉ siècle ([60]).

(58) Page 52.
(59) Page 53.
(60) *In Rassigna di clinica terapia e scienza affini*, XVᵉ année, fasc. 5, 6 et 7 (Bibliothèque de la Faculté de Pharmacie, n° 33629).

Certains apothicaires vendaient même des déguisements de carnaval, témoin cet apothicaire d'Angers, cité par Noël DU FAIL... [61] « et le plus beau de son mestier estoit à faire l'hypocras [62] et louer des accoustremens de masques ». Cet exemple de profession double ne représente pas un cas isolé, nous savons que François RABELAIS était le fils d'un apothicaire-aubergiste, qui vécut au XVI° siècle.

III. — ELÉMENTS DE CONDITIONNEMENT.

Nous avons peu de documents sur la façon dont nos ancêtres présentaient leurs drogues, sur le conditionnement comme nous disons aujourd'hui.

Les médicaments liquides étaient généralement délivrés dans des bouteilles en terre.

Pour la distribution des drogues sèches, on employait certainement de petites boîtes de bois : on lit dans l'inventaire de N. HOUEL [63] qu'il possède « cent petites boistes tournées et painctes à mettre semences et pouldres... 4 livres ».

Nous pensons également que les 260 petits pots de

(61) *Les Contes Et Discours d'Entrapel, Reveus Et Augmentez Par le feu Seigneur de la Herissaye Gentil-homme Breton... A Rennes Pour Noël Glamet, de Quinpercorentin 1586* (Bibliothèque de la Faculté de Pharmacie, n° 19459, p. 129).

(62) Hypocras (infusion de cannelle, d'amandes douces, d'un peu de musc et d'ambre dans du vin additionné d'une petite quantité d'eau-de-vie et édulcoré avec du miel et du sucre.

(63) LÉPINOIS, p. 13.

terre que l'on trouve chez LAPESSE (³⁴) étaient employés par cet apothicaire pour livrer au public les onguents et autres substances molles et pâteuses.

Le papier pour envelopper les drogues était de qualité très variée : c'est ainsi que chez LAPESSE nous relevons (65) :

Quatorze mains et demye pappier bleud (66) grand.
Deux rames de papier bastard (67).
Troys rames pappier florentin.
Cinq rames pappier moien.
Neuf rames pappier petit.
Deux rames cinq mains crasse (68).

Dans l'édition du *Promptuaire des medecines simples*, du docteur DORVEAUX, nous trouvons ce commentaire, qui nous montre qu'à cette époque, les apothicaires employaient même certains livres invendus pour envelopper leurs drogues : « Dans les *Dialogues*, de Jacques TAHU-REAU (publ. par F. CONSCIENCE, p. 50, Paris, 1870), il est question de « livres qui ne sont dédiés à autre chose qu'à servir aus revendeurs et apoticaires pour en envelopper leur marchandise et drogues et faire des cornets à serrer leurs espiceries ».

(64) SARCUS et MULLOT : *Loc. cit.*, p. 58.
(65) *Id.*, p. 20.
(66) Papier coloré avec la teinture de tournesol. Sert pour emballer les pains de sucre et autres marchandises.
(67) « Bâtard : il y en a différentes sortes; en égard à la couleur on le divise en blanc, brun et bleu. Par rapport à la qualité on le divise en fin, second, bâtard superfin. » (*Encycl. Didot : Commerce du papier.*)
(68) Papier grossier.
(69) Page 25.

Comme l'indique cette citation, les apothicaires d'alors se servaient aussi de cornets de papier pour la délivrance de nombreux médicaments solides.

Lisset BENANCIO dit (70) qu'il est dangereux de recevoir un apothicaire ignorant le latin « mais à eulx ce leur est tout ung, fussent ils patissiers, mais qu'ils sachent bien battre (piler) les espices et faire des cornets de papier », et il rappelle même qu'un « maistre resveur apoticaire bailla bien congé à son serviteur, parce qu'il ne sçavoit pas faire ung cornet de papier à la mode de son maistre, disant que les cornetz qu'il faisait estoient trop creux et qu'ils tenoient trop d'espices... »

Il résulte de cet exposé que, si certaines boutiques d'apothicaires étaient peu garnies, d'autres, par contre, comme celle de LAPESSE, possédaient un stock abondant : c'est à ces dernières que s'applique le vœu exprimé par BAUDERON (71), en 1595 : « A fin que l'Apoticaire ne soit trop chargé de si grande diversité de compositions, pour leur soulagement, je desirerois que les médecins qui sont aux villes, advisassent quelles maladies y sont plus frequentes ; et qui selon icelles, ils leur commendassent seulement de preparer les compositions principales : et que de plusieurs qui approchent en vertu, une fut retenue : ainsi ils seroaient fort soulagez, et tant de compositions ne se gasteroyent à leur grand prejudice, comme il fait. »

Nous ne sommes pas surpris de ne relever que de rares produits d'origine minérale dans les inventaires de cette

(70) *Loc. cit.*, p. 342.
(71) *Pharmacopée*, p. 137.

époque où la chimie était à peu près inconnue. Pour ne pas nous étonner de l'étrangeté de certaines drogues, il faut nous rappeler les conceptions thérapeutiques du XVI⁰ siècle, d'après lesquelles un remède était réputé d'autant plus efficace qu'il était rare et précieux ou commun et répugnant.

V

La bibliothèque de l'apothicaire.

Nous possédons deux documents essentiels qui nous renseignent avec précision sur les livres qui garnissaient la bibliothèque de nos confrères du XVIe siècle : 1° *Une liste d'ouvrages médicaux* donnés par les quatre maîtres jurés et gardes apothicaires et apothicaires épiciers en charge, en 1570, ouvrages qui ont constitué les premières assises de la riche bibliothèque de la Faculté de Pharmacie.

2° L'inventaire de la bibliothèque de Robert CAILLIER, apothicaire et épicier bourgeois de Paris, décédé le 1er mai 1522, rue Saint-Jacques, dans la maison à l'enseigne du *Mortier d'Or*.

Nous étudierons successivement ces deux listes, en commençant par la première qui est la plus importante et en donnant quelques détails sur les ouvrages essentiels pour l'histoire de notre profession.

I. - LES LIVRES DONNÉS PAR LES APOTHICAIRES EN 1570 ([1]).

Le don, que nous allons étudier en détail, était constitué par neuf ouvrages reliés en sept volumes. Nous
avons pu examiner à loisir ces volumes sur les rayons de
la bibliothèque de la Faculté de Pharmacie, car ils y figurent encore dans un excellent état de conservation.

1° Le premier (n° 5372) intitulé *Opera Mesuae* ([2])
(Lyon, 1535), comprend en plus des œuvres de MÉSUÉ,
l'*Antidotarium Nicolai*, le *Liber Servitoris*, etc...

a) L'*Antidotarium Nicolai* fut publié à Venise,
en 1471, par Nicolas JENSON. Ce sont les *Glossae in Antidotarium Nicolais*, de PLATEARIUS, médecin de Salerne.
Par la suite, il fit partie du recueil pharmaceutique intitulé *Mésué*.

Il a été imprimé pour la première fois dans le *Mésué*,
de Venise (1489 à 1491). Depuis cette date, il a été réédité dans de nombreux traités de médecine.

M. le docteur DORVEAUX (Paris, 1896), a publié deux
traductions françaises de *L'Antidotaire Nicolas*, l'une
du XIVe siècle, l'autre du XVe siècle, d'après les manuscrits 25327 et 14827 de la Bibliothèque Nationale.

(1) *Le Jubilé scientifique de M. le docteur Paul Dorveaux,*
1923, p. 70.
(2) On trouve la reproduction d'une belle image de MÉSUÉ
dans la thèse de notre confrère LIOT : *Les Apothicaires Dieppois*, p. 23.

Avec le *Dispensarium* de Nicolas PREVOT, dont nous parlerons plus loin, *l'Antidotaire Nicolas* a été, jusqu'au XVIIe siècle, le Codex des apothicaires de tous les pays.

b) *Mésué* est une Encyclopédie Pharmaceutique du XVe siècle et des siècles suivants. Il est au XVIe siècle, l'auteur à la mode. Michel DUSSEAU, dans *L'Enchirid*, renvoie très souvent à ses œuvres et dans son plaidoyer fameux Lisset BENANCIO (3) écrit : « Ung apoticaire, meilleur faiseur de poudre à canon que non pas apoticaire trouva fort estrange d'ung medecin qui ordonnoit de la rue avecque du séné, disant qu'il n'en avoit jamais veu user. Le medecin lui dist en se raglant (raillant) : « Dis moy, n'as tu point leu les canons de ton Mésué, « lequel dit que aucunes plantes sont rendues plus bon- « nes et salubres par l'approche et atouchement d'au- « tres ? »

Ce qui montre assez dans quelle sympathie on tenait alors l'œuvre du maître.

c) Le *Liber Servitoris.*

2° Le deuxième volume (n° 11090) (Paris, 1546), est l'œuvre des frères mineurs ANGELUS PALEA DE GIOVINAZZO et BARTHOLOMAEUS D'ORVIETO : il a pour titre : *In Antidotarium Ioannis Filii Mesuae Censura cum declaratione simplicium Medicinarum, solutione multorum dubiorum ac difficilium terminorum...*

A la fin du volume, on trouve un travail intitulé : *Receptarium Antidotarii.*

(3) Page 326.

3° Le troisième volume (n° 5020) est particulièrement intéressant : on y trouve :

a) L'ouvrage qui a pour titre : *Luminare Maius Lumen Apothecariorum Aromatotariorum Thesaurus; Omnibus cum Medicis, tum aromatariis pernecessaria; Opera In Quibus Multa Clarissimorum; Medicorum Pharmaca, Nicolai Mutoni Medici mediolanensis, olim opera, et nunc aliorum plurium diligentissimorum medicorum addita : quae prius extabant ab innumerabilibus erratis purgata reperies, Venetiis Apud Nicolaum Beuilacquam.* (MDLXI).

C'est l'ouvrage connu sous le nom de *Grand Luminaire* sur lequel M. le docteur DORVEAUX nous a apporté une précieuse documentation ([4]) : il a pour auteur JOHANNES JACOBIS DE MANLIIS ou MANLIUS DE BOSCHO, d'Alexandrie.

On en connaît 6 éditions incunables. L'auteur donne des formules tirées de l'*Antidotaire Nicolas,* de la *Practica* de MÉSUÉ (imprimée sous le nom de *Canones* ou *Opera*), des œuvres de SÉRAPION, RAZÈS, AVICENNE, etc.

Il les commente et relève les erreurs de QUIRICUS ([5]), son devancier, quand il commente les mêmes formules.

b) Le Lumen Apothecariorum ou *petit luminaire des apothicaires,* qui a pour auteur un médecin piémontais QUIRICUS DE AUGUSTIS DE TORTONA. D'après M. le doc-

---

(4) *Notes pour le commentaire de Rabelais* (Faculté de Pharmacie, n° 23781).

(5) Voir ci-dessous.

teur Dorveaux, la première édition de ce travail date de 1491. On connaît 9 éditions incunables.

L'auteur donne des formules tirées du *Grabadin*, de Mésué, de *l'Antidotaire Nicolas* : il les commente longument. On y relève de nombreuses formules pour la préparation d'ouvrages de cire et de sucre : les apothicaires étaient, en effet, à la fois ciriers et confiseurs aux XV° et XVI° siècles.

Michel Dusseau, dans son *Enchirid*, renvoie souvent le lecteur au *Lumen apothecariorum*.

c) *L'Aromatariorum thesaurus* (Venise, 1561), de Paulus Suardus. C'est d'après M. le docteur Dorveaux ([6]) le premier livre de pharmacie dû à un apothicaire : jusqu'à son apparition, en effet, les apothicaires ont uniquement employé pour leur éducation technique professionnelle des livres écrits par des médecins.

La première édition paraît à Milan, en 1496 : ce livre est ensuite réuni aux deux précédents, dans de nombreuses éditions : *Venise* : 1506, 1517, 1520, 1549, 1551, 1553, 1556, 1561, 1566, etc...; *Lyon* : 1525, 1528, 1536, etc.

d) Enfin, à la fin du volume, on trouve une œuvre de Galien (Paris, 1545), qui a pour titre : *Claudii Galeni Pergameni De Simplicium Medicamentorum Facultatibus Libri Undecim*, Theodorico Gerardo Gaudano, interprete.

4° Le quatrième volume (n° 5029) renferme, relié avec le *De temperamentis*, de Galien, un ouvrage important

([6]) *Notice sur Lespleigney*, Paris, 1898, p. 10 (Bibliothèque de la Faculté de Pharmacie, n° 18775).

de Jacques SYLVIUS : le *De medicamentorum simplicium delectu, praeparationibus, mistionis modo* (Paris, 1542).

Une traduction en français permettait d'ailleurs aux apothicaires qui n'entendaient pas le latin de profiter cependant des enseignements de ce célèbre médecin parisien. C'est « La Pharmacopée qui est la manière de bien choisir et préparer les simples et de bien faire les compositions des parties en cinq livres, par Jacques SILVIUS, Medecin de Paris, Faite Françoise par André CAILLE, docteur Médecin à Lyon, Pour Loys Cloquemin, 1580 » [7].

5° Le cinquième volume (n° 5234) est le célèbre dictionnaire de matière médicale de Matthaeus SILVATICUS, intitulé : *Opus pandectarum medicinae* (Turin, 1526).

6° Le sixième volume (n° 5230) a pour titre : *Annotationes in Diocoridis de medica materia libros V* (Strasbourg, 1561), par Valerius CORDUS : c'est également un traité de matière médicale.

On trouvait également chez les apothicaires d'alors un autre ouvrage en latin du même auteur, le *Dispensatorium hoc est Pharmacorum conficiendorum ratio Valerio Cordo authore, Venetiis, in officina Erasmiana apud Vincentium Valgrisium, MDLVI* [8].

7° Le septième volume (n° 62) est un énorme in-folio : c'est une traduction latine des œuvres d'AVICENNE.

On voit, d'après ces sept volumes quels livres étaient entre les mains des apothicaires du XVIᵉ siècle.

(7) Bibliothèque de la Faculté de Pharmacie, n° 11182.
(8) Bibliothèque de la Faculté de Pharmacie, n° 19228.

II. — L'inventaire de la bibliothèque
de Robert Caillier ([9]).

Voici cet inventaire dressé le 5 et 6 mai 1522 par le ministère de « maistre Pierre Crozon, notaire au chastellet de Paris » :

« S'ensuict la lybrairie... faict priser par Gilles de Gournont, librairie juré en l'Université et bourgeois de Paris. «

Textus mesue...........................	II. s. p.
Archana in medicina......................	III. s. p.
Calepinus..............................	VI. s. p.
Triunfes de Petraca......................	IIII. s. p.
Baetatus de Bononia in medicina...........	II. s. p.
Dioscordes.............................	II. s. p.
Tesaurus aromaticorum medices..........	IIII. s. p.
Opus Pendetarum.......................	IIII. s. p.
Plus ung aultre Dioscordes................	VI. s. p.
De proprietate rerum.....................	VII. s. p.
Dispensarium Prepositi	IIII. s. p.
[Un article illisible]	
Huon de Bordeaulx......................	III. s. p.

Comme documents nouveaux intéressants pour notre sujet, nous signalerons la présence des œuvres de Dioscoride et de Nicolas Prévot.

1° Œuvres de Dioscoride. — Les éditions de Dioscoride publiées au cours du XVIe siècle sont extrêmement nombreuses, nous citerons au hasard une édition de 1529,

(9) Rivière : *Loc. cit.,* p. 8.

dont nous reproduisons ci-dessous le frontispice et les nombreuses éditions latines et françaises des *Commentaires de Matthiole sur Dioscoride*. Par exemple, l'édition latine de 1562, qui a pour titre : *Commentarii denuo aucti in libros sex Pedacii Dioscoridis Anazarbei, de Medica materia. Adjectis quam plurimis plantarum, et animalium imaginibus, quæ in prioribus editionibus non habentur, eodem authore. His accessit ejusdem Apologia adversus Amathum Lusitanum, quid et censura in ejusdem enarationes.* Lugduni, apud G. Coterium 1562, in-4°, et l'édition française de 1566, qui a pour titre : *Les commentaires de M. Pierre-André MATTHIOLI, médecin senoys, sur les six livres des simples de Pedacius Dioscoride Anazarbeen. Traduit de latin en françois, avec une table médicinale extraite d'iceux, des remèdes de toutes les maladies qui peuvent advenir au corps humain, tant en général qu'en particulier. Seconde impression reveue et augmentée de nouveau. Esquelz avons adjouté deux copieuses tables de tous les simples et autres choses principales, etc.,* Lyon, par la Vefve de G. Gotier, 1566.

2° Œuvres de Nicolas PRÉVOT : *Le Dispensarium Prepositi,* cité dans l'inventaire de Robert CAILLIER est le *Dispensarium ad aromatorios,* de Nicolas PRÉVOT.

M. le docteur WICKERSHEIMER a montré ([10]) que l'auteur de ce traité est originaire de Tours : après avoir fait une partie de ses études à Paris, il est revenu dans cette ville et nous a laissé des documents sur les apothi-

(10) *Bulletin de la Société française d'Histoire de la Médecine,* t. X, p. 396, 1911.

6

caires de Tours, leur existence, les préparations qu'ils effectuaient dans leurs officines, etc...

Il a traduit la chirurgie de Guillaume DE SALICET, puis a composé, dans la seconde partie du XV° siècle, son *Dispensarium*, tiré principalement des œuvres de Saladinus DE ESCULO ([11]).

De 1512 à 1582, ce livre a été imprimé avec un traité important de PLATEARIUS : le *Liber de simplici medicina dictus Circa instans*, sur lequel nous allons donner quelques brèves indications.

Ce recueil de recettes ([12]) souvent désigné sous le nom de *Circa instans* est l'œuvre de Matthaeus PLATEARIUS, médecin qui a vécu à Salerne, au milieux du XII° siècle.

Il fut d'abord édité en 1488, dans un recueil commençant par la *Practica* de SÉRAPION, puis réimprimé à partir de 1512, à la suite du *Dispensarium*, de Nicolas PRÉVOT.

Il circulait aussi de nombreuses traductions françaises de ce travail : M. le docteur DORVEAUX en a publié une datant du XII° siècle : il existe dans nos bibliothèques de nombreuses traductions manuscrites du *Circa instans* faites au XV° siècle (15 à la Bibliothèque Nationale d'après M. le docteur E. WICKERSHEIMER).

(11) A vécu au milieu du XV° siècle.
(12) C'est une édition corrigée du *De Gradibus simplicium*, de CONSTANTINUS AFRICANUS.
(13) *Le livre des simples medecines*. Traduction française du *Liber de simplici medicina dictus Circa instans*, de PLATEARIUS, tirée d'une manuscrit du XIII° siècle (n° 3113 de la Bibliothèque Sainte-Geneviève de Paris), publié par M. le D' DORVEAUX, Paris, 1913.

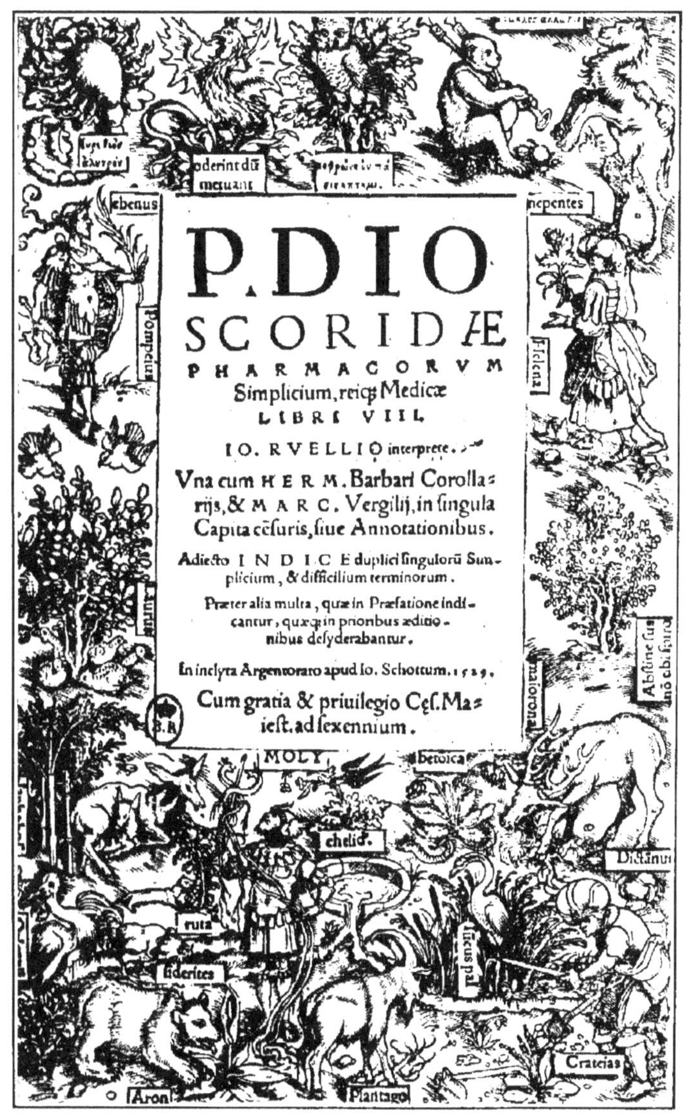

FRONTISPICE DES ŒUVRES DE DIOSCORIDE, édition de 1529.

(Pro Medico, 1925, n° 5.)

Le *Gran Herbier*, dont il existe plusieurs exemplaires à la Bibliothèque de la Faculté de Pharmacie, est une traduction française du *Circa instans*.

A cette liste déjà longue, nous pourrions ajouter de nombreux titres de livres ayant figuré dans les bibliothèques des apothicaires du XVIe siècle, œuvres de J. FERNEL, de Guillaume RONDELET, etc. Nous citerons simplement pour terminer les œuvres de quatre auteurs :

1° Le *Trésor Des Remedes Secretz Par Euonyme Philiatre* [14] Livre Physic, Medical, Alchymie Dispensatif de toutes substantiales liqueurs, appareil de vins de diverses saveurs, necessaire à toutes gens, principalement à Medecins, Chirurgiens. Apothicaires [15]. *A Lyon chez Antoine Vincent* M D L V III Avec Privilege de la majesté Royalle [15].

2° Un traité de Pharmacie écrit par Nicolas HOUEL, le célèbre apothicaire parisien du XVIe siècle, dont notre confrère L É P I N O I S a écrit l'histoire. En 1571, N. HOUEL [17] publie un important manuel de Pharmaceutique rédigé en latin, qui constitue un document très important pour les apothicaires d'alors : il a pour titre [18] :

(14) En note : Vraisemblablement un pseudonyme de « Conrad GESNER ».

(15) *Id.*, traduit du latin par Barthélemy ANEAU.

(16) Bibliothèque de la Faculté de Pharmacie, n° 11087. Sous le n° 11088 figure une traduction par Jean LIÉBAUD des œuvres de ce même Conrad GESNER, revues par Gaspard WOLF (Lyon, 1593).

(17) LÉPINOIS : *Loc. cit.*, p. 57.

(18) D'après l'exemplaire de la Bibliothèque de la Faculté de Pharmacie, n° 11091.

Pharmaceu — tices libri duo. — Prior continet omnia —
mesuae theoremata. Canones universales — vocant, in ta-
bulas redacta, per — Nicolaum Houel pharma — copoeum
Parisiensen. — Posterior est Ioan. Tagautii doctissimi Medici de — simplicibus medicamentis purgantibus, anno —
tationibus illustratus per eundem Houel — Parisiis. — Apud
Aegidium Gorbinum sub signo, ê — regione collegii Came-
racensis — 1571 — Cum privilegio Regis —.

Dans cet important travail, N. Houel expose et commente la partie du *Canon.* de Mésué, traitant des pur-
gations et des purgatifs simples, d'après Tagaut. Nous
renvoyons pour une analyse plus complète à l'excellent
travail de notre confrère Lépinois.

3° Nous citerons aussi les premières éditions de la
pharmacopée de Bauderon. D'après l'édition de 1672,
par Jean Verny ([19]), il y a eu au XVI° siècle, 3 éditions
au moins, la première à Lyon, par Benoît Rigaud,
en 1588; la seconde à Lyon également, par Etienne Servain, en 1595. La troisième est une traduction allemande
in-octavo, publiée à Strasbourg, en 1595.

Le renseignement donné par Verny est d'ailleurs
faux, puisque l'exemplaire de la deuxième édition qui
figure à la Bibliothèque Nationale ([20]) a pour titre :
Paraphase sur la Pharmacopée, Divisée en deux livres
par M. Briçon Bauderon, Docteur en Medecine de
Parey en Charoloys, à présent demeurant à Mascon, avec
une Table des matieres y traictées. *Edition Seconde*
Reveüe, corrigée et augmentée par l'autheur mesme. A

(19) Collection M. Bouvet.
(20) Te^le 68.

Lyon, Par Benoist Rigaud, M.D.X.C.V et a par consé-
quent été imprimé chez Benoist RIGAUD et non chez
Etienne SERVAIN.

4° Nous terminons par *La Pharmacopée* de
M. Laur. JOUBERT, Professeur en Medecine, Docteur
Royal et Chancelier en l'Université de Montpellier ;
Ensemble les Annotations de Jean-Paul ZANGMAISTERUS,
conseiller de ladicte Université, mises au marge. A Lyon,
Par Jean Huguetan, M.D.X.C.II (²¹), — faible partie
de l'œuvre écrite de ce savant professeur.

Une telle bibliothèque ne manque pas de diversité. Le
pharmacien avait là matière à s'instruire et pouvait
trouver les renseignements utiles à la pratique de son
art. Nous remarquons que les ouvrages qui la composent
sont, pour la plupart, écrits en latin, selon la coutume
de l'époque. Michel DUSSEAU, qui, le premier, rompit
avec la tradition en publiant *L'Enchirid* en français, langue vulgaire, sent bien tout ce que son projet a de hardi.
Il prend soin, dans son ouvrage, de justifier longuement
le dessein qu'il forme d'enseigner la pharmacie en « une
familière exposition » « aux inérudits et tyroncles » (²²)
qui ignorent la savante langue latine. Il met prudem-
ment le lecteur en garde contre « quelques médecins, chirurgiens ou apothicaires superbes et prétentieux » dont
il redoute la critique. Quoi qu'il en soit, *L'Enchirid*, traité
de pharmacie concis et bien ordonné, pouvait tenir une
place honorable dans la bibliothèque du pharmacien du
XVIᵉ siècle.

(21) Bibliothèque de la aculté de Pharmacie, n° 11177.
(22) Apprentis.

CONCLUSION

———

Au cours de ces pages, nous avons rencontré un certain nombre d'officines d'un aspect trop dissemblable pour que nous n'éprouvions pas quelque difficulté à établir notre opinion sur le type de la boutique d'apothicaire au Moyen âge. Consolons-nous en pensant à l'embarras de ceux qui, dans l'avenir, voudront fixer le « style » des pharmacies du XXᵉ siècle.

Certaines boutiques du XVIᵉ siècle apparaissent abondamment approvisionnées. Elles bénéficient d'une installation confortable, luxueuse même puisque des objets d'art rehaussent, de leur éclat, l'intérieur de l'officine. D'autres, à peu près dépourvues de drogues, offrent le spectacle d'une profonde indigence. Gardons-nous de généraliser dans un sens ou dans l'autre. N'allons pas non plus, à la suite de certains auteurs, et nous abandonnant à notre goût du mystérieux, imaginer cette boutique sous l'aspect d'une antre de sorcellerie remplie d'objets effrayants, car il convient de voir une impression colorée d'artiste dans le tableau que Shakespeare [1] trace d'une échoppe famélique d'apothicaire.

(1) *Cf.* plus haut, Chap. Iᵉʳ, IV.

Il est vrai que la coutume d'exposer de volumineux animaux empaillés nous paraît aujourd'hui bien étrange, mais nous croyons être, d'une manière générale, près de la vérité, en évoquant la boutique de nos ancêtres sous un aspect sobre, terne même. Les pots de Damas (²), réduits à quelques unités et les boîtes peintes, étaient les seuls objets coloriés. Les pots de Beauvais, de beaucoup les plus répandus et les plus nombreux, ne relevaient d'aucun décor (³) les rayons sans sculpture. Le reste de l'aménagement comprenait les tiroirs, les sièges et les tables sur lesquelles étaient répandues quelques drogues entre les balances et les mortiers.

Les différents instruments dont nous avons relevé le nom, soit dans les ouvrages de l'époque, soit dans les inventaires, présentent tous un caractère de rudimentaire simplicité. L'habileté du praticien devait suppléer au manque de commodité du matériel resté primitif.

L'apothicaire était formé à la pratique de son métier par un apprentissage réglementé et n'accédait à la maîtrise qu'après la présentation d'un chef-d'œuvre, un examen et plusieurs années de compagnonnage. Les règlements des différentes corporations étaient stricts. L'apprentissage, dont le délai obligatoire était minutieusement observé, revêtait un caractère rigoureux. A ce sujet, nous trouvons bien significatif le contrat, établi en 1540, de la mise en apprentissage pour deux ans, par Pierre

(2) En 1501, l'apothicaire de l'Hôtel-Dieu de Beaune n'en possède que six « plains de ciroptz » (*Soc. Synd. des Pharmaciens de la Côte-d'Or*, Bulletin n° 4, Dijon, 1885, p. 76).

(3) Em. RIVIÈRE : *Loc. cit.*, pp. 34 et 35.

Piquelin, de son beau-fils, Pierre Lamoureux, chez Pierre Thérouane qui lui fournira le gîte et le couvert, recevra deux écus d'or soleil, remboursables en cas de précédés de Pierre Thérouane et autorisera l'apprenti à « *povoir aller aux jours de festes ou dimanches, en ung moys, une heure seullemant en l'ostel dudit Piquelin pour prendre linge blanc et soy nectoyer...* ». Aujourd'hui, une telle assiduité nous paraîtrait barbare.

Il faut cependant noter que l'apothicaire n'était pas tenu de préparer dans son officine tous les médicaments dont les ouvrages du temps nous rapportent les longues formules. Il existait déjà des drogueries qui approvisionnaient les pharmacies non seulement en drogues simples, mais aussi en préparations composées, telles que pilules, emplâtres, sirops, etc... Témoin ce tarif imprimé de drogues, dont nous avons parlé, et que répandait une maison d'exportation de Venise, précurseur de notre industrie pharmaceutique.

En dénombrant les drogues du XVIᵉ siècle, nous constatons que si quelques-unes comme la noix vomique ou l'opium, reçoivent une application journalière dans notre thérapeutique, la plupart sont tombées en désuétude et les plus privilégiées sont utilisées à des fins de médiocre importance. Ces remèdes sont à peu près tous d'origine végétale ou animale. Les rares médicaments minéraux sont des pierres, des métaux ou des combinaisons chimiques existant dans la nature. La chimie est née, mais elle a mauvaise réputation. Un passage de *L'Enrichid* (⁴)

(4) *Loc. cit.*, p. 473.

nous éclaire sur cette question : « Ceux qui meslent la chymie parmy la Pharmacie ont encore plusieurs autres instruments qu'un certain appelle assez complaisamment instruments de tromperie et non de pharmacie mais cela se doit entendre au regard de ceux qui en abusent seulement et non au regard des autres qui s'en servent opportunément, modestement et sans vanité. »

Dans les inventaires de marchandises, nous ne trouvons pas représentées toutes les drogues que mentionnent les traités de l'époque. Un certain nombre sans doute, ne recevaient aucune application. Il faut aussi se rappeler la pratique du *quid pro quo*, en usage depuis fort longtemps et réglementé par un arrêt (⁵) du Parlement, du 3 août 1536. Cette coutume de substituer à tel produit tel autre, dont les effets étaient réputés semblables dispensait l'apothicaire d'avoir, en son magasin, toutes les drogues qui pouvaient être prescrites.

(5) « Et pour ce qu'en l'art de la médecine les médecins usent d'un *quid pro quo*, a ordonné et ordonne la dicte Cour que pour le bien de la chose publique et conservation et réparation du corps humain, la Faculté de Médecine s'assemblera et icelle assemblée élira six des plus notables suffisans, savans et experimentez d'entre les docteurs d'icelle, qui redigeront par escrit les dispensaires desditz *quid pro quo* auxdits apotiquaires et quand ils serant et devront estre baillés aux malades; enjoint la Cour aux apotiquaires de s'y conformer sous peine de cent marcs d'amende, de prison, punition corporelle et de la hart; et leur fait défenses d'user d'aucun *quid pro quo*, sinon de ceux qui leur seront ordonnez par lesdits six docteurs medecins aux dispensaires des susditz. » Ce *quid pro quo* ne constituait donc une fraude que si la substitution avait été opérée dans un dessein malhonnête ou en dehors de la liste officiellement établie.

Nous nous sommes efforcés de reconstituer dans ses grandes lignes, la boutique de notre ancêtre du XVI° siècle et ses moyens de travail. Nous savons que notre essai est incomplet, mais nous serons récompensés du souci constant que nous avons pris de l'exactitude, si nous avons contribué à fixer quelques idées sur une époque importante de l'histoire de notre profession.

Voilà la modeste boutique où l'apothicaire du XVI° siècle prend conscience dans l'accomplissement de sa tâche journalière, de l'importance de son rôle social.

Après s'être séparé des épiciers, par une véritable scission, comme nous dirions aujourd'hui, l'apothicaire du XVI° siècle, soumis à des règlements corporatifs propres à sa profession, va de plus en plus sentir la nécessité de l'enseignement théorique. C'est une idée fréquemment exprimée dans *L'Enchirid.* DUSSEAU juge indispensables à l'apothicaire des connaissances précises de médecine, de chirurgie, d'anatomie.

C'est à la fin de ce XVI° siècle que seront posés les premiers jalons d'une Ecole ([6]) de Pharmacie. L'honneur en revient au bon apothicaire Nicolas HOUEL. qui fit construire, à ses frais, une maison de bienfaisance, où un certain nombre d'orphelins devaient « être éduqués en l'art de l'apothicairerie ».

Ainsi, l'enseignement collectif de la pharmacie, naquit d'un acte de charité.

(6) L'Ecole de Pharmacie ne fut officiellement établie que deux siècles plus tard, en 1777.

ADDENDA

———

LA BOUTIQUE D'UN APOTHICAIRE ALLEMAND EN 1589

———

Le docteur Richard MEISSNER, dans son ouvrage (1)
Eine Deutsche Apotheke des 16. Iahrhunderts publie l'inventaire de la pharmacie municipale de Kolberg (2),
dressé en 1589, lors de la vente de cette pharmacie, à
Gaspard GOBEL. « Ce document, dit Richard MEIS-
SNER (3), est écrit sur quatorze grandes feuilles de papier
grossier. Une partie en est propre et lisible, mais de nombreux passages sont mal écrits et quelques-uns difficile-

(1) *Eine deutsche Apotheke des 16. Iahrhunderts dargestellt
auf Grund einer notariell beglaubigten und bei dem Verfkaufe
der Ratsapotheke zu Kolberg im Iahre 1589 aufgestellten Inven-
turliste* von D' med. Richard MEISSNER, Berlin, 1908. (*Une pharmacie allemande au XVI° siècle, d'après une liste d'inventaire
confirmée par notaire et dressée lors de la vente de la pharmacie municipale de Kolberg en l'année 1589*, par le docteur en
médecine Richard MEISSNER.)

(2) Kolberg : Ville maritime de la Poméranie, qui compte
aujourd'hui 16.500 habitants.

(3) *Loc. cit.*, traduit de la p. 2.

ment déchiffrables. Sur l'enveloppe qui porte la date, mention est faite du contenu. »

Le docteur MEISSNER consacre la plus grande partie de son ouvrage à l'examen des remèdes — l'inventaire n'en comporte pas moins de 572 — qu'il étudie dans l'ordre alphabétique, au cours de plus de trois cents pages.

Nous avons retenu de cet inventaire toute la partie qui intéresse spécialement l'installation de la pharmacie. Nous aurions pu fragmenter cet inventaire et incorporer chaque passage dans le chapitre de notre travail, auquel il se rapporte. Il nous a paru préférable de le publier en lui conservant son unité. Il s'en dégage une vue d'ensemble assez complète d'une pharmacie allemande du XVI° siècle.

INVENTAIRE (4).

De tous les vases, boîtes, cruchons, pots, tables, bancs, lits en bois, armoires et autres objets du même genre, de tous les instruments en usage dans la pharmacie. Gaspard Gobel doit et veut répondre à son tour de ces objets à un honorable conseiller municipal, au moment de la cession de la pharmacie.

Dans la pharmacie.

43 Boîtes peintes, petites et grandes, vieilles et neuves, ensemble.
36 Petits tiroirs vieux et neufs pour les confections et emplâtres.
55 Pots d'étain vieux et neufs pour les sirops.

(4) *Loc. cit.*, traduit de la p. 49 à la p. 53.

63 Boîtes d'étain vieilles et neuves pour le looch, les électuaires et les onguents.

11 Vases d'étain pour les spécialités.

5 Petits plats d'étain.

3 Petites coupes d'étain.

3 Mesures d'étain.

2 Petites bassines de laiton.

6 Cuillères de laiton.

14 Paires de vieux plateaux de balances, grands et petits,
séries de poids de 8 livres, de 2 livres, poids médicinaux. En plus poids de 1 livre, 1/2 livre, 2 quarts de
livre, poids ordinaires.

293 Boîtes en bois, grandes et moyennes.

132 Boîtes dorées, grandes et moyennes.

12 Petites boîtes vieilles piquées des vers.

7 Grands pots d'Anthorf (Anvers) peints en blanc.

7 Petits pots d'Anvers peints pour conserves.

6 Cruches bleues avec les litres en étain.

30 Cruches pour les eaux et les huiles.

5 Pots pour les condiments.

5 Bouteilles d'airain contenant les sucs.

2 Bancs et au-dessous 10 tiroirs.

1 Table fermée, une autre.

1 Petite table, une autre.

1 Echelle de bois neuve.

1 Caisse à 10 compartiments et 3 tiroirs, pour les ingré-
dients des drogues.

1 Cassette près de la fenêtre avec un tiroir.

1 Grand et un petit mortier avec les pilons dedans.

1 Petit mortier pour les poisons.

2 Bâtonnets en fer, un grand et un petit.

3 Vieux petits mortiers de laiton.

3 Bâtonnets de laiton.

1 Bouilloire en cuivre.

1 Petite chaudière (poêle) en cuivre où sont les eaux
pharmaceutiques.

1 Ange doré.

1 Chien de mer (phoque) au-dessus de la table dans la
pharmacie.

55 Petites boites pour pilules.
18 Vieux pots pour toutes sortes d'axonges.
3 Petites bouteilles en fer blanc, vieilles, pour les huiles.

Dans la salle.

12 Grands tiroirs peints en vert pour les confitures.
10 Petits tiroirs pour les petits gâteaux, tablettes.
1 Grande boite pour les confitures.
1 Table avec un comptoir et une serrure.
1 Banc à dossier.
2 Chaises avec dossier.
1 Banc sans dossier, le long du mur, tourné vers la pharmacie.
1 Banc avec une petite marche.
1 Planche à piler le safran.
1 Baquet en bois et aussi une petite armoire avec serrure.
1 Echelle peinte en noir.
1 Hachoir en fer pour faire le sucre de poenil (espèce de confiture pour bonbons).

Dans la chambre.

2 Lits en bois, un grand et un petit.
1 Cuve neuve avec la serrure.
1 Armoire à vêtements et un crochet au mur auquel on pend les vêtements.

Dans le couloir (Palier).

1 Armoire neuve avec 2 tiroirs en haut; en bas est un tiroir dans lequel l'apprenti a son lit.
1 Fourneau (poêle) établi sur des planches sur lequel on fait chauffer les liquides à boire.

Dans la pièce d'été (Véranda).

1 Planche à tablettes.

1 Instrument en bois à couper (inciseur).
1 Vieille caisse dans laquelle est une planche à tablettes.
1 Banc.
2 Fourneaux (poëles) pour chauffer les liquides à boire.
1 Cadre de bois auquel pendent :
5 Vieilles pinces.
8 Bâtonnets à remuer.
3 Cuillers de fer.
1 Couteau de fer à faire des incisions.
3 Bassins de laiton l'un plus grand que l'autre.
1 Chaudron à confitures.
1 Bassin de laiton avec de nombreux trous pour écraser
  les cerises.
1 Petite bassine de laiton vieille.
25 Petites poëles de laiton avec des queues en fer.
1 Pierre à préparations enfermée dans le bois.
1 Pilon avec un crochet et une marche servant pour le
  chaudron à confitures.
1 Bassine presque usée.

Dans le grenier (le plus élevé).

5 Alambics en verre avec les chapitaux.
2 Cornues de verre.
90 Petites bouteilles d'argile.
3 Grandes bouteilles d'argile.
33 Bouteilles d'argile de 2 bouchons, en partie petites, en
  partie grandes, neuves, vieilles et cassées, pêle-mêle
  sous les bancs.
31 Vieilles cruches avec anses ou poignées.
40 Cruches de terre d'une demi-livre, sans anses, parmi
  lesquelles 10 ont été cuites ici et pour la plupart
  bonnes. Idem, encore de la même façon.
20 Vieilles cruches, quelques-unes minces et la plupart le
  goulot cassé, pour cette raison présentées comme non
  utilisables.
57 Cruches de 8 demi-onces, cuites ici, bonnes et neuves.

7

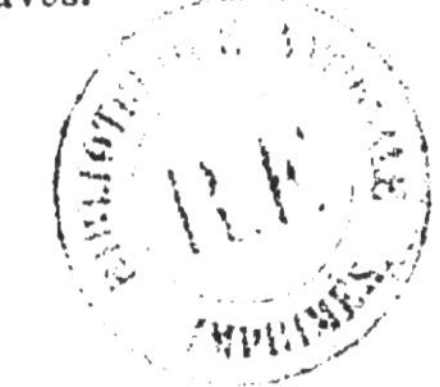

24 Des mêmes, en partie vieilles et sales, et pour la plupart le goulot cassé, pour cette raison présentées comme non utilisables.

34 Cruches de 4 demi-onces, vieilles et neuves.

600 Petits pots d'une demi-once et d'un quart d'once, pour la plupart bons.

60 Des mêmes, cassés et présentés comme inutilisables.

196 Pots de 8 demi-onces et 3 d'une demi-once.

20 Des mêmes, brisés.

52 Petites boîtes, oblongues, qui doivent être depuis longtemps au grenier.

Dans le grenier (inférieur).

1 Caisse pour herbes. Les herbes qui sont dedans sont considérées comme vieilles et à jeter pour être remplacées par des herbes fraîches.

Dans le petit grenier (sur le devant).

16 Grands verres ventrus pour les eaux, contenant de l'eau distillée, mais considérée comme vieille et inutilisable.

6 Grandes bouteilles de verre, carrées, où il y a aussi de l'eau, mais inutilisable.

23 Grandes cruches pour les eaux.

53 Bouteilles d'argile, grandes et petites.

7 Petits verres contenant aussi de l'eau, mais cette eau est inutilisable.

1 Petit verre pour les eaux de Cinamone.

7 Vieilles boîtes, grandes et petites pour les herbes, graines et racines ; racines et herbes inutilisables et vieilles.

29 Vieux récipients où l'on met les racines.

1 Vieille caisse pour herbes.

8 Petits sacs tout neufs pour les herbes.

4 Chapiteaux d'alambic en étain.

Dans la petite pièce.

1 Armoire longue et grande.
1 Tréteau sur lequel on pose des caisses.

L'ange doré sert d'enseigne à cette pharmacie. Un chien de mer empaillé (apparemment un phoque comme on en trouve sur la côte de la Mer du Nord), situé au-dessus d'une table, l'orne intérieurement. Nous retrouvons dans l'officine tout l'arsenal des récipients alors en usage et que *L'Enchirid* nous a rendus familiers : cassettes, bouteilles, cruches, tiroirs, pots et même les fameuses boîtes peintes, nos « silènes », qui y sont au nombre de 43. Les objets d'étain sont nombreux : les pots pour les sirops ; les boîtes pour les lochs, les électuaires et les onguents ; les vases pour les spécialités. On conservait dans des tiroirs les emplâtres et les confitures. Les confiseries étaient placées dans les pots ordinaires et les conserves dans les pots d'Anvers. Les sucs étaient gardés dans des bouteilles d'airain et de fer blanc ; les huiles et les eaux dans des cruches ordinaires. Pour les eaux distillées, on trouve aussi, dans le grenier, de grands récipients ventrus en verre, de grandes bouteilles carrées, de petits flacons. Le grand nombre des récipients réservés aux eaux distillées ne nous surprend pas, étant donné la grande variété d'eaux distillées alors officinales.

Notons que les médicaments étaient délivrés dans des petits pots, des boîtes et des bouteilles en terre.

Deux bancs, deux tables, un certain nombre de tiroirs constituent tout l'ameublement de la salle de vente. Les instruments que nous y rencontrons nous sont connus. Un petit mortier est spécialement réservé à la manipulation des poisons. L'unité des poids n'existe pas plus qu'en France. On distingue les poids médicinaux et les poids ordinaires ou poids de Poméranie.

Avec beaucoup de vraisemblance, Richard MEISSNER suppose que les pièces de la pharmacie et de l'habitation se suivaient selon l'ordre observé dans l'inventaire. La pièce contigüe à l'officine est pourvue de bancs, de chaises, d'une table avec comptoir et serrure. Elle semble donc avoir été utilisée comme bureau et pièce de réception. Il s'y trouve deux instruments intéressants : une planche pour piler le safran et un hachoir en fer pour la préparation du sucre de pœnit.

Suit une chambre à coucher à laquelle on accède par un couloir. Dans ce couloir, une armoire dont le tiroir inférieur servait de lit à l'apprenti. Nous ignorons la disposition exacte du meuble, mais craignons que l'apprenti n'y trouvait pas toutes ses aises. La « façon de lit de camp et la paillasse » (5) que l'apothicaire français Nicolas HOUEL destinait à son apprenti nous paraît plus confortable.

La plupart des instruments sont placés dans la véranda. Cette « pièce d'été » était donc affectée au laboratoire.

Nous ne trouvons trace de nulle cave. Par contre, trois greniers contiennent un matériel assez abondant. Le plus élevé sert de dépôt pour les divers récipients. On s'ex-

(5) *Cf.* plus haut, p. 24.

plique mal la présence, dans ce local reculé, des alambics et des cornues de verre, la distillation étant alors d'une pratique courante.

Les deux autres greniers contiennent les plantes et les eaux.

Le rapide exposé que nous venons de faire est, en partie, inspiré par les commentaires dont Richard MEISSNER accompagne la publication de l'inventaire. Voici en quels termes conclut le docteur MEISSNER [6] : « S'il est permis de tirer de l'installation une conclusion relative au possesseur de la pharmacie (le prédécesseur de GOBEL), une chose est certaine : il n'était pas un fervent de l'alchimie qui, à cette époque, donnait à sa profession, une allure scientifique; cinq cornues et deux alambics, voilà les seuls objets qui pourraient rappeler le laboratoire d'un alchimiste et encore ces quelques objets se trouvent-ils loin du laboratoire. Le manque de temps, sans doute, a empêché ce pharmacien de se livrer à des travaux scientifiques et sa journée était suffisamment remplie par le travail du laboratoire et des préparations. Souvent pour ses marchandises et son travail, il paraît ne pas avoir été payé comptant; en effet, en transmettant la pharmacie à son sucesseur, il lui transmet aussi un nombre imposant de noms (ceux de deux bourgmestres en tête) inscrits sur le registre des sommes à recouvrer. Il semble avoir fait, seul avec un apprenti, tout le travail et cela demandait beaucoup de temps et de peine, étant donné le grand nombre de préparations

(6) *Loc. cit.*, traduit de la p. 293.

galéniques. Le nombre considérable des mortiers, poêles, cuvettes est une preuve que beaucoup de ces médecines étaient préparées dans l'officine, mais pas toutes, car il manque toute une série de simples qui auraient été nécessaires à la confection de tous les médicaments nommés au registre. L'histoire nous apprend que, par exemple, beaucoup d'électuaires, de spécialités, etc... étaient exposés en grand dans quelques villes (Nuremberg) et étaient vendus tout préparés aux autres pharmacies... »

Remarquons que l'installation de la pharmacie municipale de Kolberg, telle qu'elle ressort de l'inventaire, ne diffère pas sensiblement de celle des pharmacies françaises du XVIe siècle, que nous avons étudiées au cours de notre travail. Le matériel de travail, qui présente bien des lacunes, offre la même simplicité et les drogues sont conservées selon les principes énoncés dans *L'Enchirid*. L'approvisionnement en drogues de cette pharmacie, sa richesse en récipients et instruments, nous l'indiquent comme une maison bien organisée dont l'importance nous paraîtra plus notable encore si nous nous souvenons de l'indigence de certaines boutiques de la même époque.

INDEX BIBLIOGRAPHIQUE

Angelus Palea de Giovinazzo et **Bartholommoeus d'Orvieto**. — *In antidotarium Joannis filii Mesnae censura cum declaratione simplicium Medicinarum, solutione multorum dubiorum ac difficilium terminorum*. Paris, 1547, in-12.

Barthélemy (P.). — *Histoire des apothicaires marseillais du XIIIe siècle à la Révolution*. Thèse de doctorat en Pharmacie, Paris-Toulouse, E.-H. Guitard, 1924, in-8°.

Bauderon. — *Paraphrase sur la pharmacopée, divisée en deux livres, avec une table des matières y traictées*, 2e édition, Lyon, 1595, in-8° (1re édition, Lyon, 1588). Edition revue et corrigée, augmentée par G. Sauvageon, agrégé au Collège des Pharmaciens de Lion, Tolose, 1654, in-8°.

Baudot. — *Etudes historiques sur la pharmacie en Bourgogne*, Dijon, 1905, in-8°.

Berendes. — *Das Apotheke Kenwesen; seine Entstehung und geschichtliche Entwickelung bis zum XX. Jahrhundert*, Stuttgart, 1907 (p. 107).

Besler. — *Gravure d'une apothicairerie* reproduite dans la *Chronique Médicale* du 1er novembre 1923 et dans la *Pratique Thérapeutique*, août 1912.

Brailler (Pierre). — *Déclaration des abus et ignorance des médecins, œuvre très utile et profitable à ung chacun studieux et curieux de sa santé, composé par Pierre Brailler, marchand apothicaire de Lyon, contre Lisset Benancio, médecin, Lyon, par Michel Jove, 1557*. Réédité à Poitiers, en 1906 par P. Dorveaux.

Brunfels (O.). — *Reformation der Apotheken*, 1 vol., avec planches, Strasbourg, 1536 (Wendel Riel).

Caille (André). — *La Pharmacopée qui est la manière de bien préparer les simples et de bien faire les compositions des parties*, en cinq livres, par Jacques Sylvius, médecin de Paris, Lyon, 1580, in-12.

Carbonelli (Giovanni). — *Farmacie e farmacisti in Italia nel secolo XVI*, Roma, 1912, in-8°, et *Bull. Soc. Histoire de la Pharmacie*, 1920, n° 27.

Chereau. — *Recherches historiques et chronologiques sur l'état de la pharmacie en France avant 1789*. Extrait du *Journal de Pharmacie*, Paris, 1833, in-8°.

Colin (Sébastien). —· *Déclaration des abus et tromperie que font les apothicaires, fort utile et nécessaire à ung chacun studieux et curieux de sa santé, composé par maistre Lisset Benancio*, nouvelle édition par Paul Dorveaux, Paris, 1901, in-8°.

Constantinus Africanus. — *De gradibus simplicium*.

Dorveaux (Paul). — *Les pots de pharmacie, leurs inscriptions présentées sous forme de dictionnaire*, Paris, 1908, in-8°.
— *Idem*, 2° édition, Toulouse-Paris, E.-H. Guitard, 1923, in-8°.
— *Les pots de pharmacie dans les vieux auteurs*, Paris, 1922, in-8° (Extrait du *Bulletin des Sciences Pharmacologiques*, n° 10, octobre 1922).
— *Deux arrêts du Parlement réglementant la pharmacie au XVI° siècle (Bulletin de la Soc. Syndicale des Pharmaciens de la Côte-d'Or*, 1906, n° 24).
— *Promptuaire des médecines simples en rithme joieuse*, par Thibault Lespleigney, nouvelle édition, Préface de M. Emile Roy, Paris, 1899, in-12.
— *Le Jubilé scientifique*. M. le Dr Paul, 18 novembre 1922, Paris, 1923 (Société d'histoire de Pharmacie).
— *Antidotaire Nicolas*. Deux traductions françaises de l'*Antidotarium Nicolai*, l'une du XIV° siècle, suivie de quelques recettes de la même époque et d'un glossaire, l'autre du XV° siècle, incomplète, publiées d'après les manuscrits français 25, 327 et 14827 de la Bibliothèque Nationale; Préface d'Antoine Thomas, Paris, 1896, in-8°.
— *Notes pour le commentaire de Rabelais*, Paris, 1905, 1907, in-8°.

Duchesne (J.). — *Diaetchicon polyhistoricon*, Paris, 1606, in-8°.

Dusseau (Michel). — *Enchirid ou Manipul des Miropoles, sommairement traduit et commenté suivant le texte latin*, par M. Michel Dusseau, Lyon, 1561, in-8°.

Evonyme Philiatre. — *Trésor des remèdes secrets*, Lyon, 1558.

Fioravanti. — *Les caprices de M. Léonard Fioravanti Bolognois, touchant la médecine. Traduites d'italien en français*, par M. Claude Rocard, Apothécaire de Troyes, Paris, 1586, in-8°.

Galien. — *Claudii Galeni pergamini de simplicium medicamentorum facultatibus libri undecim Theodorico Gerardo Gaudano interprete*, Paris, 1545, in-folio..

Garnier. — *La Céramique*, 1882.

Granel (Henri). — *Histoire de la Pharmacie à Avignon du XII* siècle à la Révolution*, Paris, 1905, in-8°.

Houel (Nicolas). — *Pharmaceutiques libri duo*, Parisiis, 1571, in-12.
— *Traité de la Theriaque et Mithridat*, Paris, 1573, in-4°.

Jenson (Nicolas). — *Antidotarium Nicolai*, Venise, 1471.

Johannes Jacobus de Manlus de Boscho, d'Alexandrie. — *Luminare majus lumen apothecariorum aromaturiorum thesaurus*, Venetiis, 1556.

Joubert (Laurent). — *La Pharmacopée de M. Laurent Joubert, professeur en médecine, Docteur Royal et chancelier en l'Université de Montpellier*, Lyon, Jean Huguetan, 1592, in-12.

Jugand (Dr.). — *Histoire de l'Hôtel-Dieu et des établissements charitables d'Issoudun, depuis leur fondation jusqu'à nos jours*, Issoudun, 1882.

Lepinois (S. Ernest). — *Nicolas Houel*. — Notes biographiques d'après des documents inédits, étude de l'artiste, de l'écrivain, du savant et du philanthrope. Dijon, 1911, in-8°. (Extrait du *Bulletin de la Société syndicale des Pharmaciens de la Côte-d'Or*.)

Liot (André). — *Contribution à l'histoire de la Pharmacie en Normandie : Les apothicaires Dieppois du XVI* au XIX* siècle*, Rouen, 1912, in-8°.

Matthaeus Silvaticus. — *Opus pandectarum medicinæ*, Turin, 1526, in-4°.

Matthiolus (P. A.). — *Les commentaires de P. André Matthiolus, medicin senois, sur les six livres de Pédacius Dioscoride. Anazarlem, de la matière médicinale*, traduit de latin en français par Antoine du Pinet, Lyon, 1627, in-folio.

Meissner (Dr méd. Richard). — *Eine deusche Apotheke des 16 Iahrhunderts*, Berlin, 1908.

Mesué. — *Opéra Mesuae*, in-4°, Lyon 1535.

Michon (Yvonne). — *La Pharmacie en Bas-Poitou sous l'Ancien Régime: La récolte du salpêtre en Vendée sous la Révolution*, Paris-Toulouse, E.-H. Guitard, in-8°, 1925.

Monal (E.). — *Les Maîtres apothicaires de Nancy au XVII° siècle*, Thèse de Pharmacie, Nancy, 1916-17.

Paré (Ambroise). — *Œuvres complètes*, introduction de J. F. Malgaigne, Paris, 1841.

Suardus (Paulus). — *Thesaurus aromatariorum, recens singulari diligentia recognitus*, Venetiis, 1561, in-folio.

Péters (H.). — *Aus Pharmazeutischer Vorzeit, in Bild und Wort.*, 2 Bände, 1 Aufl., Berlin, 1886.

Plateahius Matthaeus. — *Liber de simplici medicina dictus Circa instans*, 1512.
— *Le livre des simples médecines*, Traduction française du *Liber de simplici medicina dictus Circa instans* de Platearius, tirée d'un manuscrit du XIII° siècle et publié par P. Dorveaux, Paris, 1913, in-8°.

Praepositus (Nicolaus). — *Dispensarium ad Aromatarios*, in-folio.

Quercetanus (Jos. Duchesne, dit). — Le grand Mirouer du Monde, Lyon, 1587, in-4°.

Quiricus de Augustis de Terdona. — *Lumen apothecariorum*. Vercellis 1491, in-folio. Venetiis, 1561, in-folio.

Rambaud (Pierre). — La pharmacie en Poitou jusqu'à l'an XI. Poitiers, 1907, in-8°. (*Bulletin et Mémoires de la Société des antiquaires de l'Ouest*, t. 30, 2° série, année 1906.)
— *Un tarif imprimé de droguerie au XVI° siècle.* (*Bulletin de la Société d'Histoire de la Pharmacie*, décembre 1919.)

Rivière (E.). — *Les Apothicaires parisiens au XVI⁰ siècle. Extrait des Comptes rendus de l'Association française pour l'avancement des Sciences*, Paris, 1914, in-8°.

Ryff (Walter). — *Confert Buch und Hans Apotheke*, Strasbourg, 1548, Egenolff, éd.).

Sarcos et M. H. Mullot. — *Inventaire d'une pharmacie de Carcassonne, à la fin du XVI⁰ siècle* (1597, Carcassonne, in-8°.

Sachs (Hans). — *Beschriebung aller Stände uf Erde*, illustré par Jost Amman, Francfort-sur-Mein, 1568.

Serres (Louis de). — *Les œuvres pharmaceutiques de Jean de Renou, conseiller et médecin du Roy à Paris, augmentées, traduites et embellies de plusieurs figures.* Antoine Chard, Lyon, 1626, in-folio.

Sylvius (Jacques). — *De medicamentorum simplicium delectu, praeparationibus mistiones modo*, Parisiis, 1549, in-4°.

Valerius Cordus. — *Annotationes in Dioscoridis de medica materia libros V.* Strasbourg, 1561, in-4°.

— *Dispensatorium hoc est Pharmacorum conficiendorum ratio.* Venetiis, 1556, in-12.

Wecker. — *Le grand dispensaire ou trésor général et particulier des préservatifs ramassé et dressé par Wecker D M et depuis découvert aux françois par Jean Duval, D. M. d'Yssoudun.* Genève, 1609.

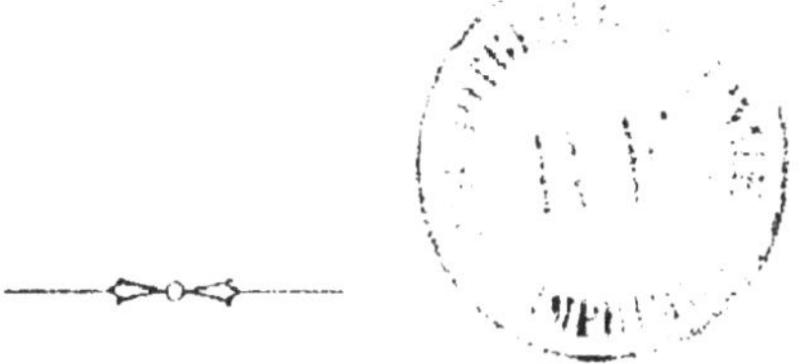

TABLE DES MATIÈRES

Imprimerie OCCITANIA, 7, Rue Ozenne — TOULOUSE.